"中医药在海外"丛书

中医药在马耳他

李 艺 傅勤慧 宋欣阳 编著

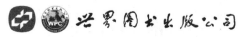

世界图书出版公司

上海·西安·北京·广州

图书在版编目(CIP)数据

中医药在马耳他 / 李艺, 傅勤慧, 宋欣阳编著. —
上海: 上海世界图书出版公司, 2020.11
　　(中医药在海外 / 桑珍, 郑林赟主编)
　　ISBN 978-7-5192-7888-5

　　Ⅰ. ①中… Ⅱ. ①李… ②傅… ③宋… Ⅲ. ①中国医
药学-概况-马耳他 Ⅳ. ①R2

中国版本图书馆 CIP 数据核字(2020)第 173394 号

书　　名　中医药在马耳他
　　　　　Zhongyiyao Zai Maerta

编　　著　李 艺　傅勤慧　宋欣阳
审　　读　卞跃峰
责任编辑　吴柯茜
封面设计　张亚春
出版发行　上海世界图书出版公司
地　　址　上海市广中路 88 号 9-10 楼
邮　　编　200083
网　　址　http://www.wpcsh.com
经　　销　新华书店
印　　刷　上海景条印刷有限公司
开　　本　890 mm × 1240 mm　1/32
印　　张　3.5
字　　数　72 千字
版　　次　2020 年 11 月第 1 版　　2020 年 11 月第 1 次印刷
书　　号　ISBN 978-7-5192-7888-5/R · 567
定　　价　35.00 元

"中医药在海外"丛书编委会

主　编　郑林赟　桑　珍

编　委　(按姓氏笔画为序)

前　言

当前中医药振兴发展迎来了天时、地利、人和的历史性机遇，随着国家不断出台政策支持和鼓励，中医药发展正在迅速崛起，迎来更广阔的发展机遇。中医药是我国国粹，随着各国对天然药物需求的不断增加和中药现代化步伐的加快，中药在世界医药中的影响和地位日益受到重视。加强中医药海外发展，不仅可以调整国内中医药行业的产业结构，促进中医药产业的优化，解决国内就业问题，从而带动经济持续增长，还有利于传播中医药文化，提高中国的国际影响力和号召力。

为进一步助力中医药国际化，传播中医药文化。在中医药国际合作专项的支持下，上海中医药大学杏林学者——外向型人才培养计划的中青年学者承担了本套丛书的编撰工作。根据工作实际和专项研究成果编撰整理，总结成书，对中医药在不同国家的海外发展进行了分析。本套丛书按国别分册，编写注重数据收集与整理分析，侧重于不同国家的政治与经济环境、中医药发展轨迹、中医药教育、中医药的立法和政策环境、市场机遇与挑战、应对措施等方面，意在探索中医药海外发展模式、如何应对挑战，对中医药服务贸易推动出口、带动就业，应对中医药海外发展遇到的挑战提供一定参考路径和方法。

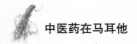

　　本套丛书重点研究以下三个方面：第一，中医药立法。海外中医药立法对中医药事业长远发展具有重要意义。海外中医药立法从法律层面明确了中医药的重要地位、发展方针和扶持措施，为中医药事业发展提供了法律保障。中医药立法针对中医药自身的特点，规定了中医师的注册、中药管理机构的设立等方面，有利于保持和发挥中医药特色和优势，促进中医药事业发展。第二，中医药教育。全球化有力地促进了中医药教育的发展，同时也迫切要求其规范化与标准化建设。近10年来，国际中医学教育标准化进程日益加快，已成为世界医学教育发展的潮流，且不同国家的中医药教育有不同的特点和模式。第三，中医药发展面临的挑战，以及应对措施。详细分析中医药在所在国发展面临的挑战，针对挑战提出相应的应对措施，探索中医药的发展模式，从而辐射和带动周边国家的中医药发展。

　　逆水行舟，不进则退。中医药海外发展正面临着日益复杂的国际形势和其他传统医药的激烈竞争。本套丛书积极探索中医药海外发展面临挑战的应对措施，即主动拓展多样化的中医药市场、研究开发适合所在国需求的中药、建立中药材及中药制剂工艺和质量控制标准化等。力求中医药海外发展不囿于单一的医疗体验，而是更加的多元、复合，并且具有更好的环境适应性和发展潜力，助力中医药海外发展。

　　本套丛书的使用对象是与中医药海外发展相关的管理、医疗、卫生、产业、科研等领域的从业者，希望能为他们提供有益的参考和帮助。当然，本套丛书尚存在一些不甚成熟之处，欢迎批评指正。

目　　录

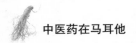

总　　述

　　马耳他共和国（The Republic of Malta），位于南欧的共和制国家，首都为瓦莱塔，是一个位于地中海中心的岛国，有"地中海心脏"之称。马耳他离意大利西西里岛有93公里，距北非290公里。特殊的地理位置使马耳他文化融合了欧洲传统文化与起源于东地中海大陆及北非马格里布地区的地域文化。中国与马耳他自1972年1月31日建交以来，一直保持着友好合作关系，双方高层互访频繁，经贸合作发展顺利。2014年中马两国总理签署了《中马政府中期合作规划谅解备忘录》，两国近年来在经贸、文化、教育、卫生等各方面都有较好的合作。

　　本书的主要编写人员在上海中医药大学与马耳他大学合作建立的马耳他中医中心有较长时间的医疗与教学工作经历。在工作期间，编者感受到了马耳他人民对中医学的热情，也对马耳他本国的传统医学有了新的认识。马耳他传统医药和中国传统医药在生命与疾病治疗上有着相同的理念，诸如穴位、放血、拔罐、植物药等概念在马耳他传统医学中都能找到源流。因此，中医在马耳他有较好的接纳度。中医药在马耳他的发展已有近30年的基础，有着良好的声誉，江苏省卫生厅建立的

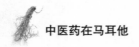 中医药在马耳他

"地中海地区中医中心"、上海中医药大学的"马耳他大学中医中心"，以及上海中医药大学与马耳他大学的学术合作与硕士研究生学位项目等都为中医（主要是针灸）在马耳他的发展打下了坚实的基础。但也仍有许多方面工作需要进一步推动。

中医药在"走出去"的过程中，针对不同国家的实际情况，宜采取不同策略。本书编者以在马耳他大学中医中心的工作经历为背景，通过实地调研和数据库检索等途径，收集、整理了中医药在马耳他的发展历史与现况，期待能够抛砖引玉，为中医药在"一带一路"倡议下进入良性发展轨道提供策略支持。

第一章

国家概况

第一节 基本概况

一、地理概况

马耳他共和国，位于地中海中部的岛国，有"地中海心脏"之称，也被誉为"欧洲的后花园"。

马耳他在古希腊时代被称为"Malet"，意即"避风之地"，喻示了马耳他自古以来作为地中海上避风良港的地理性质。

马耳他最初是与欧洲大陆相连的，后来因为地壳运动，海平面上升，使马耳他变为了岛屿，成为一个岛国，位于欧洲大陆和非洲大陆之间。马耳他是世界知名的袖珍国之一，面积316平方公里，主要由五个岛屿组成，其中马耳他岛面积最大，约为245.73平方公里，戈佐岛次之，面积67.08平方公里。马耳他的海岸线长达190多公里，拥有诸多天然海港，是闻名遐迩的旅游胜地。

公元前5000年，马耳他岛上即有史前人类活动。公元前10世纪至公元前8世纪，腓尼基人在此定居。自公元前218年起，马耳他受罗马人统治。9世纪起，又先后被阿拉伯人、诺曼人占领。1530年，耶路撒冷圣约翰骑士团从罗得岛移居这里。1798年，骑士团被法国军队逐出。两年后又被英国人占

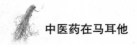

领，1814年沦为英国殖民地。马耳他从1947年起开始获得一定程度的自治，1964年9月21日正式宣布独立，为英联邦成员国，实行君主立宪制，英女王仍为国家元首。1974年12月13日，马议会通过宪法修正案，改君主立宪政体为共和国制，总统为国家元首，但仍留在英联邦内。1979年3月31日，英国从马耳他撤出军事基地。

马耳他的地理位置十分险要，其东距埃及的亚历山大港（埃及最重要海港、第二大城市）994海里，南与非洲大陆相距180海里，西离直布罗陀海峡（连接地中海和大西洋的门户）1 141海里。马耳他沟通了欧、亚、非三大洲的海运，是大西洋通往地中海及印度洋的重要通道。故马耳他有史以来一直是战略要地、咽喉要塞，被多个政权轮流占领、轮流统治。自苏伊士运河于1869年开通后，从苏伊士运河通往直布罗陀海峡的航线成为世界上最繁忙的水道，马耳他的地理位置便在这条航线的最中点。马耳他的首都瓦莱塔在那个时期便奠定了全国的最大海港和国际重要中转港口的地位，其贸易潜力巨大。

二、气候与植物

马耳他的气候类型属于典型的亚热带地中海式气候，夏季多高温且干燥，冬季多雨且潮湿。年平均气温为19.7℃，月平均气温最高的是8月，为26.3℃；月平均气温最低的是1月，为12.5℃。马耳他全年中多数时间光照充足，夏季由于整个地中海区域都处在高气压的影响下，气温会较高，平均气温在25℃左右，较为稳定。但有时从南方撒哈拉沙漠刮来的热气流会给马耳他舒适的夏季添加变数。这种热气流形成的风不但炎热无比，而且带有很大的湿度。在这种酷热潮湿的风吹拂下，人体会处于难以排汗散热的困境中。到了9月底，马耳他告别夏季，迎来秋季。大西洋的冷气会直接入侵地中海，使冬季的气候变化无常且造成不稳定的降雨量。和夏季降雨量相比，马耳他在1月与12月的降雨量能达到70毫米。可见马耳他的冬季非常潮湿。

地理因素造就了马耳他明显的地中海气候特征，全年多数时间处于雨季，空气湿度大，这也导致到了当地着衣轻便的习惯，所以马耳他居民较易罹患一些外感病症，如风湿关节痛、腰痛、偏头痛等。对于这些痛症，针灸具有较好的疗效，因此针灸在马耳他的发展前景良好。

虽然马耳他群岛地域狭小、环境有限，但是其分明的四季变化，以及充足的日照和雨量使其具有丰富的生物多样性，从温暖的北非环境到寒冷的南欧环境都分布有多种生物。群岛有大约1 264种生机勃勃的植物（包括本地的和外来的），其中458种被界定为有药用价值，特别是生长在地中海区域的植物。虽然马耳他传统医学在历史上也有大量运用药用植物来治疗病症的实践，但传统医药在当地并未受到很好地保护与继承。在现代马耳他医学中，已经极少使用植物药。

三、人口与就业

2016年马耳他的总人口数为46万人，人口密度约为每平

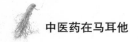

方公里1 455人，是人口最稠密的国家之一。从国家人口结构看，2016年马耳他农村人口仅占总人口的4.47%，是高度城市化的国家。此外，65岁及65岁以上的占18.94%，根据联合国公布的老龄化社会标准，马耳他已远远超越标准的7%，达到了19.04%，是名副其实的老龄化国家。

根据马耳他统计局2016年公布的《马耳他劳动力状况调查》（表1-1），明显可见马耳他第一产业的比例最小，第二产业制造业及其相关产业就业人口较多，其中第三产业的就业人口比例最大。在第三产业中，又属教育业、保健业和与旅游业相关的产业就业人口数量较大。此外，社会服务业人数也较多。

表1-1　2014年和2015年马耳他劳动力分布状况表

行　　　　业	人　　　数	
	2014年	2015年
农业、林业和渔业	2 020	2 073
矿业和采石业	334	368
制造业	20 436	20 658
电力、瓦斯和天然气	890	22
供水、污水处理、废物管理	1 442	1 404
建筑业	9 296	10 469
批发零售业、机动车辆和摩托车修理业	23 819	24 638
运输和仓储	9 217	9 547
旅馆和餐饮业	10 396	10 782
信息和通信	5 910	6 515

行 业	人 数	
	2014年	2015年
金融业	8 092	8 577
房地产	1 101	1 360
专业科研	8 382	9 625
行政及志愿服务活动	10 972	13 599
公共行政、防务和社会治安	14 032	12 671
教育	15 490	15 780
保健和社会工作	13 801	14 312
艺术和娱乐	4 657	5 368
其他服务行业	3 239	3 406
家庭服务	17	21
境外组织	217	221

从就业产值角度看，2014年马耳他就业人口的人均GDP为70 786美元，略低于欧盟国家的83 924美元。当年马耳他的失业率为5.9%，与当年世界平均值相当。

从1842年开始，马耳他每年进行人口普查。据马耳他国家统计局官网显示，马耳他人口在1842年至1901年期间增长了60%。宣布独立时的人口仅为321 205人，至2015年增长了35.24%。

截至2019年，马耳他的人口为49.4万，马耳他民族占95%以上。马耳他民族的定义为由历史长河中出现的罗马人、迦太基人、腓尼基人和马耳他当地土著人长期繁衍融合所形成

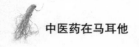

的特殊民族。除了马耳他民族外，其余为阿拉伯人、意大利人、英国人等。

四、经济与交通

受金融危机影响，2008年和2009年马耳他的经济增长出现小幅波动。为了缓解危机带来的影响，2010年政府投入约9 000万欧元用以制定经济刺激计划，并采取提高存款准备金率、实施旅游业贷款利息补贴、为企业量身定制资金帮扶等一系列措施，以稳定市场、保障就业、吸引投资和刺激经济。马耳他经济开始复苏，旅游业和新兴金融服务业恢复增长。2017年马耳他国内生产总值约为96亿欧元，同比增长6.6%。2018年第一季度，马耳他国内生产总值同比增长4.4%。

自2013年英国首次启动脱欧进程开始，马耳他因其在欧洲地区颇具竞争力的企业、个人税收政策，以及强劲增长的国家经济、健康的产业结构与成熟的金融体系，逐步成为一些企业的首选之地。2017年8月，全球三大国际评级机构之一的惠誉国际确认将马耳他主权评级上调至"A"级，并将未来展望由"稳定"上调至"积极"。至此，惠誉国际、穆迪及标准普尔三大权威评级机构均已上调对马耳他的主权评级与展望预期。

马耳他拥有较为发达的交通系统。长达2 254公里的公路使得公共汽车路线能够从首都瓦莱塔辐射马耳他全国。在马耳他汽车非常多且大部分是身材比较娇小的车型。2019年马耳他全国共有约39.8万辆汽车，人均车辆保有率居世界前列。

马耳他的海上交通也十分发达，得天独厚的地理位置使其拥有诸多天然良港，例如首都的瓦莱塔港就曾经作为英国皇家海军基地，在两次世界大战期间为盟国作战发挥了重要作用。大港是马耳他最大的港口，港内有多处可以用来装卸、加油、储藏的设施配置。大港的地理位置可停靠现代化航母和特大型海轮，受到了美国和欧洲国家海军的重视，每年都要接待多艘来马耳他访问的外国军舰。据2016年数据，在马耳他注册船只约2 500艘，居欧洲第1位，世界第8位。马耳他岛的南部建有现代化自由港是地中海沿岸第三大港，与世界125个港口有货物往来。

由于马耳他境内无铁路和内陆水路，与岛外的交通主要依赖航空和海运。卢卡国际机场作为马耳他唯一的机场，年吞吐量约600万人次，与欧、美、北非等地区的主要大城市有多条直飞航线，每天就有近30多个航班。其他航空公司也开通了直飞马耳他的航班，如汉莎航空、法国航空、阿拉伯航空等。马耳他与中国无直达航班，可通过法兰克福、迪拜、巴黎、罗马、伦敦等城市转机到达。

五、旅游与文化

（一）旅游

旅游业一直是马耳他的支柱产业和主要外汇来源。马耳他位于地中海中部，紧临意大利，是地中海最大的群岛，属于典型的亚热带地中海型气候，气候温和，四季常青。除了宜人的气候和引以为豪的"3S"旅游，即太阳（sun）、石头（stone）、大海（sea）外，马耳他还拥有众多的历史古迹，如建于7 000年前的哈扎伊姆神庙，以及位于瓦莱塔市内的被联合国教科文组织列为世界遗产的圣约翰教堂和骑士团首领宫等。值得一提的是，马耳他还有一处与中国相关的景点，中国园——静园。1994年9月，两国政府换文确认中国为马耳他无偿建设此经典项目，由苏州园林设计院设计。1997年7月7日双方签署交接证书并举行移交开园仪式。静园位于马耳他圣卢西杰市，占地8 000平方米。

2016年10月，马耳他政府与中国银行及中国国际旅行社签署合作协议，2017年2月27日，两届奥运会冠军、WBO金腰带得主邹市明受邀担任马耳他旅游形象大使，作为马耳他旅游局正式开拓中国游客市场的第一步。

综上可见，马耳他的旅游业十分发达，国际认可度相当高。本书在后面将依据马耳他的这一特点，就中医中药参与医疗旅游的可行性与具体策略进行专题分析与讨论。

（二）文化

马耳他的官方语言是马耳他语和英语，是欧洲英语普及率仅次于英国和爱尔兰的国家。马耳他人日常沟通时两种语言都可随意切换。

马耳他实行每周5天工作制，除了去教堂做礼拜外周末去海边进行户外活动也是当地的一种风俗。马耳他一年中有许多节日，其中大部分节日都带有浓厚的宗教色彩，且都与天主教有所关系，详见表1-2。

表1-2 马耳他一年中主要的节日

时 间	节 日 名
1月1日	元旦节
1月6日	主显节
2月10日	圣保罗船只失事节
3月19日	圣约瑟节
复活节前的礼拜五	耶稣殉难日
3月31日	国庆日
5月1日	工人圣约瑟节
复活节后第40天	天使基督升天节
6月7日	1919年独立运动纪念日
6月29日	圣彼得和圣保罗节
8月15日	圣母升天节
9月8日	维多利亚圣母节
9月21日	独立节
11月1日	万圣节
12月8日	圣灵怀胎节
12月13日	共和国节
12月25日	圣诞节

天主教属于马耳他的国教，信奉人数占到人口的98%。天主教甚至出现在马耳他的重要法律中。《马耳他共和国宪法》

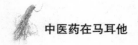

第1章第2节第1条规定："马耳他国教为罗马天主教。"第3条还明确规定："以罗马天主教作为宗教课，并成为所有公立学校必修课的一部分。"天主教在马耳他的历史可以追溯到公元60年的圣保罗传教，从那时起天主教在马耳他人民的生命中一直有着很重要的地位。马耳他人对天主教非常虔诚，是欧洲各个国家中唯一继续着中世纪村庄中"村长、校长、牧师"三位一体的天主教传统的国家。当地政府拒绝了许多现代建筑，尽可能地保留了中世纪的传统宗教建筑，如奥代什教堂、戈梅利诺庄园、圣安吉洛城堡、阿拉贡骑士府等。根据马耳他旅游文化部统计，来马耳他的外国旅游观光者有一部分是受马耳他文化遗产吸引而来。

　　文化的多元化、差异化给中医药的传播带来了一定的限制，为此更需要借助多种形式，尤其是当地百姓喜闻乐见的形式进行宣传，在传播的过程中须兼顾广度和深度两个维度。本书中提到的一些实践与反思或可为中医药在海外的传播提供部分参考，如马耳他大学中医中心。

六、社会保障

　　马耳他的社会保障制度十分健全，其含有的强制保险主要有医疗保险、养老保险、死亡保险、残废保险、工伤保险和职业病保险。马耳他的居民只要参加了医疗保险就可以在公立医院接受免费的医疗服务。即使是没有养老金的老人也可以享受该优惠政策。同时，参与医疗保险的投保者可以自由地选择医生。其中一些特殊人员，例如神职人员、公立医务人员、部分军警等还享受牙科免费医疗服务。在生育假期方面，马耳他的妇女生下小孩儿后可以享受至少5周的生育假期，有时还可以根据情况带薪延长1周时间，并且在生育假期期间拥有政府补助。马耳他还设置有老年人公寓，拥有床位达1 000个。马耳他健康服务机构分为地区健康服务机构、海港健康服务机构、食品安全机构、行政管理机构、环境卫生机构、药品控制机构等。具体服务内容包括预防和控制流行病，监督管理消毒灭菌工作，消除卫生健康隐患，加强公共卫生立法和教育，公共浴场和海滩的检测，严格食品出口，对餐饮业、宾馆和客房实行许可制度，美容美发场所的管理，食品、饮料和水的采样调查，对学校、医院、养老院等公共和私人机构的卫生监管，对进出口食品、药品的管理等。工伤和职业病保险包括临时的和长期的工伤假、职业病假。凡是丧失1%～19%劳动能力和工作能力的人可以一次性领取工伤和职业病保险费；丧失20%～89%劳动能力和工作能力的人可以每周领取工伤和职业病保险费；丧失90%以上劳动能力和工作能力的人每周可领取伤残费。

七、教育与医疗

（一）教育

马耳他实行中、小学免费义务教育。其教育沿袭了传统的英国教育体制，即学生须完成小学6年制、中学5年

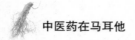

制，如希望继续深造上大学，还需完成2年的学习加实习。总之，完成13年的教育后，学生才可以进入大学学习。大学期间，3年可取得本科学位，1年可取得硕士学位。全国共有学校340所。教育资源人均比例是7：1，处于世界领先地位。

马耳他大学是马耳他唯一的一所国立大学，被评为世界百所名校之一，开设有多个院系，以及相应的学士和硕士课程，大学学位文凭具有一定的含金量与广泛的认可度。此外，马耳他大学与其他众多学院保持密切合作关系，例如哈佛、牛津等世界名校。同时马耳他大学还与上海中医药大学联合开设了名为"中医和中国文化"的硕士课程。

（二）医疗

马耳他实行的是免费的公立医疗制度。在马耳他的每一位居民只要每年缴纳规定的医疗保险金额就可以在马耳他接受医疗诊断。此外，马耳他也采取了分级治疗的措施，针对不同患者的需求提供不同等级的医疗服务。

在世界卫生组织公布的针灸适应症中，针灸能治疗不少上述疾病，其中部分（如高血压、哮喘、腰背痛、偏头痛、抑郁、卒中后遗症等）已经由随机对照试验证明针灸有效、证据充分。中医几年来的实践也表明，中医针灸、中药等疗法能在疾病的治疗以及预防、养生保健中发挥良好的作用。有鉴于此，中医中药在马耳他能发扬特长，助力马耳他医疗，造福一方百姓。

第二节 外 交 情 况

一、外交原则

为应对挑战、保障安全、谋求发展，马耳他认真总结历史的经验教训，确定了在对外关系中坚持奉行中立和不结盟的外交方针，并把这种外交方针载入《马耳他共和国宪法》。马耳他始终保持与欧洲大陆和地中海沿岸国家的友好关系，强调自己是"欧洲的一部分，也是地中海的一部分"，坚持以欧盟和地中海为重点，全面参与欧盟决策进程，推动欧洲地中海合作，积极发展同地中海南北两岸国家的关系。同时，马耳他重视并积极发展同美国、俄罗斯、中国、澳大利亚、印度、南非等域外大国和新兴经济体的关系；积极参与国际事务，重视联合国等国际组织的作用；主张振兴联合国，倡导联合国改革，力主提高和增强联合国大会的作用，加强联大同联合国其他主要机构特别是安理会的联系；主张安理会应逐步建立一个多数表决机制。另外，马耳他还建议增加托管理事会职能，并认为联合国要关注经济和社会发展问题。非法移民、气候变化、海洋权益和文明对话等也是马耳他对外关系中优先考虑和处理的问题。

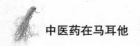

二、与欧盟关系

马耳他在地理位置上处于欧洲的南方，同时其连接了欧、亚、非三大洲，连通了地中海的东、西出口。欧盟如果能纳入马耳他，对其在欧亚地区进一步扩大影响具有重要意义。因此，欧盟在入盟的门槛上对马耳他共和国有意降低，在入盟的条件上也做出了一定的让步。同时，许诺对戈佐等经济落后地区给予资金援助等。在双方的努力下，马耳他政府在2002年完成了入盟谈判并于该年的11月18日启动入盟进程。2003年3月8日，马耳他政府就是否加入欧盟举行全民公投。公投结果为53%赞成，46%反对。同年4月16日，在希腊首都雅典举行的欧盟首脑会议上，马耳他签署了加入欧盟协议。2004年5月1日，正式成为欧盟的成员国。马耳他加入欧盟有利于拓展马耳他与欧盟其他成员国的经济合作空间；凸显马耳他作为地中海地区贸易枢纽的特殊作用，推动旅游业发展；利用欧盟给新入盟成员提供的结构性援助资金，改善公路等基础设施，为吸引外资创造条件；帮助马耳他有效解决非法移民带来的社会问题。

第二章

马耳他与中国

第一节　历　史　交　往

中国与马耳他自1972年1月31日建交以来，一直保持友好合作关系。双方高层互访较频繁，详见表2-1。

表2-1　中马双方高层互访记录

时　间	国家	人物	职　　务
1978年	马耳他	文森特	总统
1994年	马耳他	埃迪	总理
2000年4月	马耳他	冈奇	国民党副领袖、副总理
2001年1月	中国	江泽民	主席
2002年7月	马耳他	塔博恩	议长
2002年10月	马耳他	阿米达	总理
2004年7月	中国	王兆国	全国人大常委会副委员长
2004年9月	中国	贾庆林	全国政协主席
2005年6月	中国	吴官正	中央纪委书记
2006年10月	马耳他	博奇	国民党副领袖、副总理
2008年10月	马耳他	冈奇	总理
2009年2月	中国	习近平	国家副主席
2010年3月	马耳他	博奇	副总理兼外长
2010年4月	马耳他	穆斯卡特	工党领袖

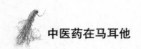

（续表）

时　间	国家	人物	职　　务
2010年9月	中国	李建国	全国人大常委会委员长兼秘书长
2011年8月	马耳他	博奇	国民党副领袖、副总理
2012年6月	中国	陈宗兴	全国政协副主席
2013年10月	中国	杜青林	全国政协副主席
2014年7月	马耳他	穆斯卡特	总理
2015年7月	马耳他	布苏蒂尔	国民党领袖
2016年4月	中国	俞正声	全国政协主席
2017年4月	中国	张宝文	全国人大常委会副委员长

第二节　双边合作

　　中马两国在经贸、文化、卫生、教育等诸多方面开展了双边合作，加强了了解，增强了互信，取得了可喜的成绩，为今后更深入、广泛地开展各领域的合作打下了良好的基础。

一、经贸关系

　　自1972年建交后，两国经贸关系不断发展。1997年，双方签署《贸易和经济合作协定》，确立了混合经济贸易委员会制度。2009年2月，马耳他基础设施、交通和通讯部长奥斯汀·盖特访华，与我国交通部领导会谈并探讨两国合作新领域。2010年，中国证监会主席尚福林、中国银监会主席刘明康和国家税务总局局长肖捷分别访马，并签署有关协议和备忘录。2011年1月，中国国家开发银行副行长郑之杰访马，积极推动两国金融务实合作。同月，马耳他—中国商会成立，为两国开展经贸活动提供了新平台。此外，马耳他跨境贸易人民币结算业务启动，中国国际投资促进会代表团赴马考察，进一步便利了双边贸易往来，拓展了两国经贸合作。2012年1月，工业及信息化部副部长刘利华访马，就促进电子政务、信息安全、电信管理及软硬件开发方面的合作等议题与马方交换意见。同年3月，由中国驻马使馆经商处、中国对外贸易中心和马中商会共同主办的第111届广交会推介会在马耳他举办。同年5月，中国银监会副主席郭利根访马。2014年7月马耳他总理穆斯卡特来华期间，双方签署《中马政府中期合作规划谅解备忘录》。2015年，马耳他成为亚洲基础设施投资银行意向创始成员国，是首批加入亚投行的欧洲国家之一。2016年1月，马耳他正式成为亚投行成员。

二、文化领域合作

1972年两国建交后，中国杂技、歌舞及体育代表团频频访问马耳他。1992年8月，中马签订文化协定，随后相继签署了1996—1998年度、1998—2000年度、2001—2003年度、2005—

2008年度、2009—2012年度、2014—2018年度6个文化交流执行计划。2003年9月，中方在马耳他正式成立欧洲首个中国文化中心——马耳他中国文化中心，这是中国当时设在海外的第5个中国文化中心，坐落于马耳他首都瓦莱塔市中心一座6层楼的百年古建筑之内。中心拥有图书馆、艺术展厅、多功能厅、语音教室、舞蹈训练室等设施，可以进行图书查阅、信息服务、中小型艺术展演、影视放映、会议、语言和文化教学等文化活动。文化中心的设立是中国进一步向海外传播中国文化、积极增进中国同世界其他国家之间相互了解的体现。在开幕仪式上，德马尔科总统致辞说："中国文化中心的设立使我们有更多机会了解幅员辽阔的中国。"他还表示，由于这是地中海地区的第一个中国文化中心，其设立有助于促进地中海国家和欧洲其他国家与中国之间的相互了解和友好关系。马耳他中国文化中心已成为传播中国文化、促进中马两国人民相互了解和友谊的重要平台。中心通过举办展览、讲座、演出等活动，特别是每年春节期间组织"中国品牌"活动，很好地营造了"中国热"的氛围。中心组织的一年一度的"马耳他世界太极日"更是吸引了众多马耳他人和外国游客的目光。2008年，"中国秦始皇兵马俑展"在马耳他举行了为期近半年的展览，参观总人数占马耳他全国人口的近1/5。2009年2月，文化部部长蔡武访马，进一步密切了双方的交流与合作。2012年5月，湖北省京剧院代表团成功赴马访演。2013年12月，湖北省艺术团访马。2014年8月，广西壮族自治区文化代表团访马并举行"广西文化日"活动。2014年12月至2015年1月期间，马耳他交响乐团访问中国，在8个城市成功演出。2015年7月，马外长维拉访华期间与国家新闻广电出版总局签署《中国与马耳他政府关于合作拍摄电影的协议》。2017年2月28日首个海外文化中心与中资企业战略合作协议在马耳他签署。近年来，伴随着习近平主席走向世界舞台的步伐，一张张"中国名片"亮相世界。中国历史上下五千年，中医作为国人智慧的结晶同样经历了几千年的积淀。中医这张"名片"既有着古老的历史，更有着光明的未来。近年来，马耳他中国文化中心也打出了中医这张"名片"，邀请中国援马医疗队及马耳他大学中医中心医生开展了各种中医学术及文化交流、中医科普宣传活动，深受马耳他民众的喜爱。今后中医中药还要继续与马耳他中国文化中心联手，把中医药的国际化推广视作中国文化软实力的重要组成部分，在构建中国和平、友好、合作的国家形象中发挥重要作用。

三、卫生领域合作

中马医疗卫生合作始于20世纪80年代中国援助马耳他医疗队，由江苏省承接，初始就聚焦中医针灸。1994年两国政府合作创办了地中海地区和欧洲首个中医中心——"地中海中医中心"，每年为患者提供治疗近5 000人次，并通过举办培训等活动，在马耳他影响渐大，并于2008年在马耳他新建的国立医院设立了中医门诊科。此系中医首次以独立科室的形式进入欧盟国家级医院。2008年12月，马耳他社会政策部长约翰·达里访华，与我国民政部和卫生部领导会谈并签署有关医疗合作协定。2012年9月，马耳他卫生、老年和社区服务部部长卡萨访华，与中国卫生部签署中医药领域合作议定书。2017年1月，中国国家卫生计生委主任李斌访马，双方续签了中医药领域合作议定书。不难看出，在两国卫生领域的合作中，中医一直是重中之重，这符合马耳他的国情与需要。马耳他实行免费的公立医疗制度，2017年马耳他全国医疗总支出占GDP的7.5%，其医疗卫生系统在世界卫生组织医疗标准排名中位列全球第5位，但由医疗造成的巨大人力、物力、财力的压力是所有国家都需要面对的难题。中医在疾病治疗、预防中具有"简、便、验、廉"的优势与特点，可以为以现代医学为主的马耳他医疗体系提供更完善的解决方案，当地居民也能够更便捷地享有优质的中医医疗资源。

四、教育领域合作

2005年以来，随着《中华人民共和国教育部与马耳他共和国教育部2005—2008年教育合作协议》的实施，中方每年向马方提供1至2名全额奖学金留学名额，马耳他大学地中海外交关系学院和国际海洋法学院则向中方共提供2至3个奖学金留学名额。

2009年2月，习近平副主席访马时签署了《中国孔子学院总部与马耳他大学关于合作设立马耳他大学孔子学院的协定》，2011年10月马耳他大学孔子学院正式揭牌。2013年5

月，马耳他教育部长巴托罗率团访华，双方签署《中华人民共和国教育部和马耳他共和国教育与就业部关于相互承认高等教育学位学历证书的协议》。目前约有30多名中国留学生在马耳他大学和马耳他旅游学院就读。2015年5月，上海中医药大学同马耳他大学签署合作协议，联合开办"中医和中国文化"硕士课程并建立"马耳他大学中医中心"。

第三章

马耳他与中医药

第一节　马耳他传统医学

马耳他因其位于地中海中心的特殊地理位置，欧洲传统文化与源于地中海东部和北非马格里布地区的地域文化在此冲撞、融合，形成了自身独特的文化环境。在医学方面，亦有着历史悠久的本国传统医学。

一、马耳他传统医学概况

马耳他传统医学的发展大体经历了三个阶段：第一阶段，依赖于魔法、迷信与宗教的医学实践；第二阶段，以病因学为基础的医学实践；第三阶段，以观察性研究为基础的医学实践。后两者成为科学及现代循证医学的基础。

马耳他传统医学的第一阶段根据考古记录可以追溯到铜器时期（公元前4100年—公元前2500年）。当时人一旦患病，个人和所在的群体会祈求神明的干预，这就涉及在圣地祭祀的供奉问题。如果病愈，在表示感谢时，他们常常通过投放还愿礼物来记录一次成功的干预，表露感恩之情。这种还愿方式在马耳他群岛一些特定的基督教地区的神殿里仍然存在。治疗疾病还有另一种方法，即求助一个巫医，采用一系列与当时当地社会条件与整体文化认知相符的措施来帮助个人或群体治愈疾病。在马耳他，男性和女性巫医运用传统医学治疗疾病的事实早在铜器时代就已确定，虽经历过16—18世纪罗马教廷的严格控制，但仍然历经千年而存在。在基督教文化中，类似的仪式仍然盛行，比如驱魔（从人体内驱除魔鬼）和临终忏悔和临终涂油礼（抹除做错事之后的愧疚感，从而恢复心理平衡）。

第二阶段是以病因学为基础的医学实践。来自马耳他的考古证据表明，受欧洲影响，盖伦的疾病理念在公元2世纪已被采用。盖伦在前人的基础上，提出人体健康需要四种主要体液之间的平衡：血液、黄胆汁、黑胆汁和黏液。而疾病是由这些体液失衡引起的，所以治疗思路也旨在恢复这四种体液的平衡，并且根据不同的病况需要采取不同的治疗方案，通常包括静脉刺络、拔罐和泻法（用催吐剂或泻药）。盖伦的这些观念从中世纪到18世纪，在欧洲医学理论和临床上一直处于指导地位。

第三阶段是观察性研究实践。马耳他传统医学也运用大量的植物药进行治疗，一般都是用催吐药或助泻药来恢复身体的体液平衡。这些植物的作用往往是通过观察记录动物或者人类本身吞食后的症状而确定。很多被确定为具有催吐和泻下作用的药用植物在马耳他岛上生长，常用药物有鸢尾花、木犀草、鼠李、香堇菜、无花果等。

直至今天，马耳他传统医学中的部分实践依然有着顽强的生命力。比如使用鸡蛋清治疗开放伤口的实践。此外类似的方法还有用蜂蜜，因为蜂蜜pH低、渗透性高、氧化性强，这就相当于一剂强抗菌药，大大减小了创口感染的风险。又如蛆虫也被用来治疗坏疽的开放性创口，因为它们只吃腐肉，留下干净的伤口。开放性清创术的蛆虫疗法现已被外科手术再利用。

二、马耳他与中国传统医药的相似之处

一直以来，传统医药在马耳他疾病治疗方面发挥着举足轻重的作用，而马耳他传统医药和中国传统医药在生命与疾病治疗上也有着相似的理念与实践。

（一）理念

马耳他传统医药与中医药在疾病病因观上有着相似的认识：两者都认为疾病的产生是由机体内外的原因共同导致的。早期马耳他传统医学认为疾病或因外来神秘力量传入体内，或因内在失去生命精华而产生。中医也认为疾病是正邪斗争的结果。《黄帝内经》就指出"正气存内，邪不可干"，意指当人体脏腑功能正常，正气旺盛，气血充盈流畅，卫外固密，外邪难以入侵，内邪难以产生，就不会发生疾病。反之，当人体正气不足，或正气相对虚弱时，卫外功能低下，往往抗邪无力，则邪气可能乘虚而入，导致机体阴阳失调，脏腑经络功能紊乱，以致引发疾病，此即《黄帝内经》说的"邪之所凑，其气必虚"。

（二）实践

中国传统医药中的刺激穴位、放血、拔罐、外用膏药和

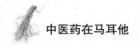

使用植物药等医疗实践在马耳他传统医学中也都能找到相似的身影。

1. 刺激穴位

在马耳他出土的一个小雕像描绘了铜器时代的一个孕妇，在她身上的特定点有硬物植入，该雕像上大多数特定点的位置与中国针灸腧穴的位置类似。这或许也是针灸疗法在马耳他接纳度高的原因之一。

中医针灸是针法和灸法的合称。针法是把针具按一定穴位刺入患者体内，用捻、提等手法来治疗疾病。灸法是把燃烧着的艾绒按一定穴位熏灼皮肤来治疗疾病。针灸是祖国医学遗产的一部分，属于中医外治法范畴。在临床上按中医的诊疗方法诊断出病因，找出疾病的关键，辨别疾病的性质，确定病变属于哪一经脉、哪一脏腑，辨明它是属于表里、寒热、虚实中哪一类型，做出诊断。然后进行相应的配穴处方进行治疗，即以针刺、艾灸等方法作用于腧穴上，施以一定的手法，以通经脉、调气血，使阴阳归于相对平衡，使脏腑功能趋于调和，从而达到防治疾病的目的。千百年来，中医对保卫健康、繁衍生息有着卓越的贡献。直到现在，中医仍然担当着这个任务，为广大群众所喜爱。

2. 放血

放血方法很早就在两国被运用。在马耳他放血疗法主要被用来恢复人体四种体液间的平衡。马耳他曾在考古过程中发现一个墓板，墓板上画了一系列的外科器械，其中有2个鲜血淋漓的罐子可证明当时人们已经认同放血疗法。直到20世纪初期，放血疗法在很多疾病治疗当中仍然作为一种可供选择的方式存在。放血疗法有直接刺破静脉法、划痕器多次操作多点出血法和水蛭吸血法。少量多次放血法惯常用于发热，而在有伤情况下，人们认为放血疗法能帮助人体从组织中吸收瘀血而减少炎症反应。该疗法也被用来控制疾病的发展，如妊娠子痫惊厥、癫痫、肺水肿、胃病等。放血一般在颈或臂静脉处施行，很少在腿部静脉操作。有时与拔罐结合以大量放血。水蛭吸血法也被应用于如鼻整形术后，以减少伤口部位的浅表炎症。这一概念在现代医学中被重新采用，用由水蛭注入的抗凝血剂来帮助改善整形手术后的循环。

中医放血疗法最早的文字记载见于《黄帝内经》，如"刺络者，刺小络之血脉也"，又如"菀陈则除之，出恶血也"。自古至今，放血疗法的应用已相当广泛。相传扁鹊在百会穴放血治愈虢太子"尸厥"，华佗用针刺放血治疗曹操的"头风症"。据《新唐书》记载，唐代御医用头顶放血法治愈了唐高宗的"头眩不能视症"。宋代已将该法编入针灸歌诀"玉龙赋"。金元时期，张子和在《儒门事亲》中的针灸医案里认为针刺放血，攻邪最捷。衍至明清，放血治病已甚为流行，针具发展也很快，三棱针已分为粗、细两种，现在的一次性点刺针更适合临床应用。

3. 拔罐

在马耳他另一种用来帮助恢复人体体液平衡的疗法被称为拔罐。指用真空玻璃杯子吸在身上特定地区，通常用在背部，但不限制于背部。在马耳他传统医疗中，拔罐一般用来缓解肌肉疼痛、腰痛、坐骨神经痛、发热、精神病和很多其他疾病。拔罐中涉及的热源通常是浸泡在烈酒中的一小块布或一小块放在硬币上的蜡烛。设置点燃热源后，杯子在一个正常的范围转动或将热源放在一个专门设计的罐子里。燃烧过程中除去罐子里所含的氧气，火焰熄灭，造成真空效应。

拔罐疗法在中国有着悠久的历史，早在成书于西汉时期的帛书《五十二病方》中就有关于"角法"的记载，是现今火罐疗法的鼻祖。唐代的《外台秘要方》正式把拔罐当作一种疗法来记述。拔罐法具有通经活络、行气活血、消肿止痛、祛风散寒等作用。其适用范围较为广泛，如风湿痹痛、各种神经麻痹，以及一些急慢性疼痛，如腹痛、腰背痛、痛经、头痛等均可应用，还可用于感冒、咳嗽、哮喘、消化不良、胃脘痛、眩晕等脏腑功能紊乱方面的病症。此外，如丹毒、红丝疗、毒蛇咬伤、疮疡初起未溃等外科疾病亦可用拔罐法。

4. 外用膏药

还有一种有刺激性的外用膏药，也在 16 世纪的马耳他被广泛使用。人们用食物如面包、粮食、亚麻籽、酵母等混以芥末等刺激性物体制成热的介质铺在局部皮肤上，通过引起皮肤的少量炎性反应来缓解肌肉、关节、静脉末梢炎所引起的疼痛，马耳他人也用这种方法来消肿。这种外用膏药与麻醉剂、镇静剂等的区别在于，它是通过刺激而不是抑制皮肤感受器来治疗疾病。

膏药，是中药五大剂型——丸、散、膏、丹、汤之一。在战国秦汉时期出现的医学文献《黄帝内经》《神农本草经》《难经》等著作中都有关于膏药的记载。膏药经皮肤发挥作用，贴膏药疗法是中医临床常用的外治方法之一，遵循中医辨证论治及中药的功效、主治与归经的原则，充分调动药物互相协调为用的效能，组成多味药物的复方，以发挥药物的良好效果。由于膏药直接敷贴于体表，而制作膏剂的药物大多气味较浓，再加入辛香走窜极强的引经药物，通过渗透入皮肤，内传经络、脏腑，起到调气血、通经络、散寒湿、消肿痛等作用。

5. 植物药

马耳他传统医学同样也通过大量的长期观察总结植物药物功效。临床上，主要运用大量的催吐药或助泻药来治疗疾病，其目的是为了建立人体新的体液平衡。这样的方法类似于中医八法中的"吐法"和"下法"。在马耳他传统植物中，与中医药传统药物相似的有金铃子、葫芦巴、锁阳等。但在现代马耳他医学中，已经极少使用此类药物。

中草药是中医预防治疗疾病所使用的独特药物，也是中医区别于其他医学的重要标志。以中国传统医药理论指导采集、炮制、制剂，说明作用机理，指导临床应用的药物，统称为中药。在中国，中药以植物药居多，故有"诸药以草为本"的说法。中国各地使用的中药已达5 000种左右，把各种药材相配伍而形成的方剂，更是数不胜数。经过几千年的研究，形成了一门独立的科学——本草学。本草学是我国人民长期同疾病做斗争的经验总结和智慧结晶，是经过反复的医疗实践逐步形成并发展的一门具有独特理论体系和丰富内涵的医学科学。

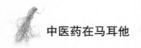

三、对传统医学的思考

当代西方医学让马耳他传统医学在当地受到冷落，当代医生经常控诉马耳他传统医学迂腐无用。其实几千年来传统医药在疾病治疗方面发挥了举足轻重的作用，特别是在当代医学还没有坚实科学基础、对基层群众治疗无效和不便的时候。在大多数情况下，传统医学帮助患者缓解疾病的症状。在了解了马耳他传统医学的历史与现状后，我们不由得感叹植根于中国传统文化土壤的中医能历经千年而不衰，仍能屹立在世界医学之林、造福人民的可贵！

世界上许多国家都有悠久的传统医学。今天，国际文化交流提供了跨文化交谈的机会。马耳他传统医药和中国传统医药在生命与疾病治疗上有着相似的理念和实践。对人类来说，学习如何生活和如何保持健康是一个永恒的主题。医学系统内部的互动与合作对医学进步具有重要意义。

第二节　中医药在马耳他发展轨迹

中医进入马耳他始于20世纪80年代。当时，马耳他政府医院麻醉科的一名主任对中医针灸产生了浓厚的兴趣，专程赴英国学习，将中国的针灸从英国间接地带到了马耳他。同时，随着两国交往日益增多，马耳他政府向我国提出了派遣中医针灸医生去该国的请求。1983年，江苏省卫生厅派遣一支由一名中医医生和两名护士组成的中国针灸队来到马耳他，他们不仅解决了不少患者的慢性疼痛，帮助患者戒烟，还培训马耳他医生针刺和艾灸技术。

1994年，中国与马耳他政府合作创办的"地中海地区中医中心"是以中医针灸推拿培训和相应医疗服务为主要功能的地区性教学医疗实体，由唯一一支服务于欧洲国家的医疗队——中国（江苏）援马医疗队运作。中心每两年轮换一次工作人员，并在国立圣母医院等医院提供医疗服务。近年来中国政府又在该中心持续投入经费以扩大空间，改善环境，从而更好地造福马耳他人民。同时医疗队通过开展义诊，开办中医文化展览、中医保健讲座，参加电视台访谈节目，举办太极拳培训班等多种形式开展中医药宣传，进一步扩大中医在马耳他的影响。

2008年3月26日，中国驻马耳他大使与马耳他卫生部部长共同为马耳他国立圣母医院中医科揭幕。马耳他国立圣母医院中医科的开诊，标志着中医首次以独立科室的形式进入欧盟的国家级医院。

2014年4月22日，中国（江苏）援马耳他医疗队远程会诊系统成功开通。江苏省内知名专家可通过这个系统，和当地医疗队员一起为马耳他患者进行会诊。这是我国援外医疗队首次开展跨国中医远程会诊。古老的传统医学与现代信息技术完

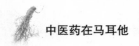

美结合，让马耳他患者足不出户就能享受高水平的中医医疗和保健服务。

2015年4月，马耳他总统科勒略·普雷卡在热烈祝贺地中海地区中医中心驻地改造工程启动时指出："中医中心在马耳他已有广泛影响，成为两国友谊的象征，马方期待更多中国优秀的医务人员来马耳他工作。马耳他也愿为中医走向欧洲发挥桥梁和枢纽作用。"马耳他能源与卫生部部长康拉德·米杰高度评价地中海地区中医中心在促进马中友好关系中发挥的桥梁作用，并重申马耳他政府愿积极参与"一带一路"建设，深化同中国在经贸、能源、人文等领域广泛的合作。

截至2018年，中国（江苏）援马耳他医疗队已先后有13批70余名中医专家赴马耳他工作，共为14余万名当地患者提供中医诊疗服务。

可见，中医在马耳他通过中国援马医疗队的活动有了较高的知名度和良好的认可度，为进一步发展奠定了非常好的基础。

2015年10月，中医在马耳他的发展又添一里程碑事件：由马耳他大学与上海中医药大学合作办学的硕士课程"中医和中国文化"正式启动。课程设置的目的是根据世界卫生组织的要求，训练马耳他的医疗从业人员使其获得高水平的中医技能。课程中除了理论学习之外，学生还有机会在马耳他大学中医中心进行实践。

中医药在马耳他发展轨迹中的大事详见表3-1。

表3-1　中医药在马耳他发展大事年表

时　　间	事　　件
1994年5月31日	地中海地区中医中心成立
2008年2月26日	马耳他国立医院设立中医门诊
2012年9月	马耳他卫生、老年和社区服务部部长卡萨访华签署中医药领域合作议定书
2012年10月	马耳他—中国友好协会接洽推进中医教育合作项目
2013年12月18日	马耳他卫生部部长戈弗里参观马耳他地中海地区中医中心
2014年4月22日	开通中国援地中海地区中医中心远程会诊系统
2015年5月19日	上海中医药大学与马耳他大学合作开设"中医和中国文化"硕士课程
2015年11月17日	马耳他大学中医中心在马耳他大学揭幕
2016年4月29日	马耳他教育部部长到访马耳他大学中医中心
2016年5月	马耳他医学补充执业委员会（CPCM）申明，对中医硕士课程设置没有异议 中医硕士课程的毕业生，凡符合相关条件可以申请注册针灸师
2017年5月	中国国家卫生计生委主任李斌访马续签中医药领域合作议定书

第三节　马耳他大学中医中心

马耳他大学中医中心是马耳他大学与上海中医药大学的

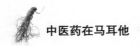

合作项目，集中医药教育、医疗服务、文化传播为一体，为中医药在马耳他的发展画上了浓墨重彩的一笔。

一、马耳他大学中医中心合作双方简介

上海中医药大学是国内一流的中医学府，马耳他大学是在欧洲乃至世界都享有很高声望的综合性大学。马耳他大学中医中心作为两校的合作项目，可谓是"强强联手"，致力于中医教育、医疗服务和中医文化在马耳他的发展。

（一）上海中医药大学

上海中医药大学（以下简称"上中医"）成立于1956年，是中华人民共和国成立后国家首批建立的中医药高等院校之一，是教育部与地方政府"部市共建"的第一所中医药院校，也是上海市重点建设的高水平大学。近年来，上中医的中医学、中药学两个学科顺利入选国家"双一流"建设学科高校名单。在教育部公布的第四轮学科评估结果中，上中医的中医学、中药学、中西医结合三个学科全部进入最高等级的A+档，是全国中医院校中唯一取得三个A+学科的高校。

学校以建设世界一流中医药大学为目标，坚持"不重其全重其优、不重其大重其特、不重其名重其实"的办学理念，经过60多年的建设和发展，已成为教学与科研实力及主要学科全国排名领先的中医药高等院校。

（二）马耳他大学

马耳他大学建校历史达400多年，是马耳他唯一的一所国立大学，每年向世界各地输送大批专业的人才，是在欧洲乃至世界上享有很高声望的综合性大学。大学有10多个院系，提供数十个专业，近百个学士、硕士和博士课程。其教学水平可与西方名牌大学媲美，文凭得到所有西方国家的认可。马耳他大学与美国、英国及欧洲各国的名牌大学有密切的合作关系，该校毕业生多有机会进入哈佛、普林斯顿、爱丁堡、牛津、剑桥等世界名校继续深造。

二、马耳他大学中医中心建成背景

上海中医药大学以"建设世界一流中医药大学"为目标，近年来在"研究教学型、外向型、特色型"办学定位的指引下，积极开展中医药国际教育，着力提升学校在国际上的知名度和影响力。在上海市卫生和计划生育委员会、上海市人民政府外事办公室、上海市教育委员会的关心和指导下，从2012年10月起，上海中医药大学与马耳他方面开始了有关合作项目的洽谈。以下是具体经过：

2012年10月19日，经上海市人民政府外事办公室联系，上海市卫计委、上海市中医药发展办公室、上海中医药大学相关人员与到访的前马耳他旅游部长、马耳他-中国友好协会会长瑞诺·卡利亚先生会面，在会谈中谈到了开展中医教育合作的可能性。

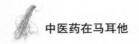

2013年5月5日至9日，上海中医药大学副校长刘平率团访问马耳他大学，代表校方正式商讨合作项目，双方在马耳他大学签订了合作备忘录。

2013年5月30日，时任马耳他大学校长胡安尼托·卡米利里、马耳他教育与就业部长巴托洛首次访问上海中医药大学，对上海中医药大学进行了初步考察，并进一步商谈了合作项目。

2014年9月18至20日，上海中医药大学校长徐建光率团访问马耳他，考察了马耳他大学和当地中医发展的情况，明确了合作意向，表示上海中医药大学将全力支持此合作项目的开展，同时提出在马耳他当地开设中医临床诊所的建议，为硕士项目的学生提供一流的中医临床教学基地。

2015年3月18至20日，上海中医药大学副校长胡鸿毅率团再次访问马耳他大学，与对方进一步讨论了专业教学计划、课程设置、教师派遣、实习诊所承担的教学功能等合作细节。

2015年5月19日，两校在上海正式签订合作协议。根据协议，马耳他大学正式开办"中医和中国文化"硕士课程，其中专业课部分由上海中医药大学教师负责完成。

2015年10月初，上海中医药大学附属龙华医院派出两名医生前往马耳他进行中医中心的准备工作；11月初，上海中医药大学教师前往马耳他开始进行专业课程教学。合作项目首批学生共7名，均为马耳他当地从事医疗卫生工作的专业人员。

2015年11月17日，上海中医药大学党委书记张智强在马耳他与马耳他大学校长胡安尼托·卡米利里、副校长阿尔弗雷德·维拉进行了会谈，进一步落实了硕士课程的教学及评估事宜。双方学校领导出席了马耳他大学中医中心的开业仪式，并与中国驻马耳他大使蔡金彪先生一起为中医中心开业剪彩。

在揭幕仪式上，马耳他大学校长胡安尼托·卡米利里发表了热情洋溢的讲话，高度评价了马耳他大学与上海中医药大学在教学及医疗合作方面所做的努力，希望在当地政府的支持下，双方能共同努力，让中医药为马耳他人民提供更多的健康保障，也使马耳他大学成为当地及欧洲培养中医药人才的教育基地。上海中医药大学张智强书记在发言中感谢了马方对中医中心建设工作的积极支持，马耳他大学中医中心的成功开幕只是万里长征的第一步，在接下来的工作中，要有信心同时也要有克服各种困难的准备，不断推进两校乃至两国的合作。

三、马耳他大学中医中心

马耳他大学中医中心是由上海中医药大学与马耳他大学联合建立的集教学和临床于一体的医疗教育机构。中心内开展"中医和中国文化"硕士课程的教学，中医课程全部由上海中医药大学派遣教师赴马执教。临床诊所主要任务是为针灸硕士培养项目提供临床教学基地及在当地开展针灸临床服务，由上海中医药大学附属龙华医院派遣医生开展临床及带教工作。

（一）"中医和中国文化"硕士课程

由上海中医药大学与马耳他大学联合办学的"中医和中国文化"硕士课程为期一年，面向现代医学领域的从业人员，学生的教育和工作背景包括了物理治疗师、护士和助产士等。为了确保学生在毕业后能申请注册"针灸师"，两校以高于马耳他执业规定要求的标准精心设置课程。课程共有8个学习模块，包括中国文化概论、中医基础理论、中医诊断学、经络腧穴学、刺法灸法学、针灸治疗学、实验针灸学以及实训和毕业论文。除中国文化概论模块由马耳他大学东方研究系教师完成授课外，其余均由上海中医药大学派遣教师授课。专业学习由理论和实践两部分组成。学生有与其学习相关的学习夹，其中包括实践日志。所有教学活动包括临床实践均在马耳他大学中医中心完成。与此同时，联合办学也积极争取马耳他教育部门对办学质量的认可。

上海中医药大学与马耳他大学的合作非常融洽，合作项目的进展较为顺利。至2018年5月，上海中医药大学共先后派出10位专业教师、5位中医医生赴马耳他大学参与教学与临床带教。

（二）马耳他大学中医中心环境

马耳他大学中医中心地处大学的中心位置，是一幢两层办公楼。诊所内现有独立诊室8间、示教室1间，集教学和临床功能为一体。

中心进门是接待台，由马耳他大学派专人负责患者的接待和预约。接待台上有很多中国元素：青花瓷、猴王、关公以及一尊上海中医药大学赠送的仿宋天圣针灸铜人。

一楼有示教室1间，电脑、投影、白板、麦克风等设备一应俱全，这里主要作为"中医和中国文化"硕士课程的授课点，中医课程的教师全部由上海中医药大学及附属医院派出。示教室同样也作为中心推广中医和中国文化的场所，面向马耳他大学师生和当地民众举办讲座、开展活动。

患者通过预约进行一对一的诊疗，很好地保证了患者的隐私，以及与中医医生充分沟通的时间。目前由上海中医药大学附属龙华医院派出的医生负责中心的诊疗工作。

走廊里的中医氛围也很浓厚，黄帝、神农、张仲景等中医圣贤们的挂图分列两边。诊室外还有两个小露台，花盆里种的是极具地中海特色的橄榄树。

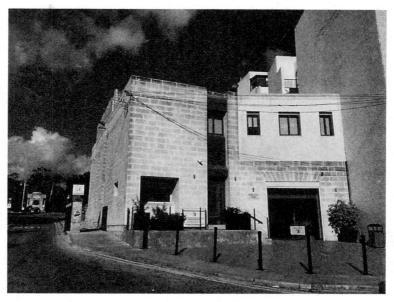

图 3-1 马耳他大学中医中心

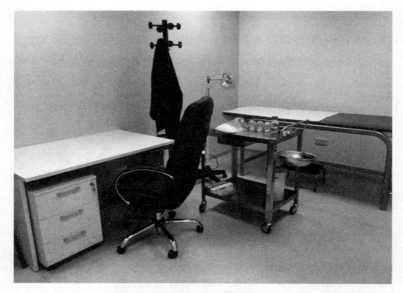

图 3-2　马耳他大学中医中心诊室

（三）马耳他大学中医中心发展备忘录

1. 马耳他教育部长视察马耳他大学中医中心

2016 年 4 月 29 日，马耳他教育与就业部长巴托洛赴马耳他大学中医中心视察。马耳他大学校长和副校长及相关学校负责人，龙华医院驻马耳他中医诊所傅勤慧、王志超两位医生及正在马耳他授课的丁邦友教授等接待了部长一行。

巴托洛部长饶有兴趣地参观了中医中心诊所与教室，仔细询问了教师授课、学生上课的情况及诊所开业情况。在场的马耳他中医课程的第一批学生向部长汇报了学习情况。当听说他们已经能用针灸互相治疗时，部长十分高兴，并对上海中医药大学及其附属龙华医院为马耳他大学中医中心成立及教学医疗工作开展的支持表示感谢。在参观诊所时，他饶有兴趣地听取了傅勤慧医生对于针灸适应症、针灸治病原理及方法等的简单介绍。巴托洛部长再三感谢两位医生能在马耳他中心诊所常驻一年，开展医疗与教学相关工作，为中心工作的顺利开展提供了人员与技术的保证。他表示，将会力所能及地支持中医中心的各项工作，为中医药在马耳他的发展尽一份力。

中医在海外发展的起步阶段，需要在做实、展现自己的同时，亦要积极寻求当地政府部门、相关机构的认同与支持，这将更有利于后续的进一步发展。

2.首批马耳他大学"中医和中国文化"硕士顺利毕业

2016年11月，首届中马联合办学"中医和中国文化"硕士班的学生在马耳他大学中医中心顺利完成了为期1年的理论和实践教学。11月28日，马耳他大学瓦莱塔校区天主教堂内乐声激昂，众多学校、学院领导和学位委员会专家齐聚于此，为新一届顺利通过考查答辩的硕、博士研究生举行庄严隆重的授位典礼。马耳他大学首批7名"中医和中国文化"硕士研究生位列其中，顺利毕业并获得学位。

应马耳他大学邀请，工作在教学第一线的上海中医药大学程珂老师，与工作在临床及带教第一线的龙华医院王志超、王骁和张琰医生着袍观礼，见证了这一历史性时刻。首届研究生顺利毕业不仅意味着两校首轮合作圆满成功，也为进一步深化合作拉开了序幕。

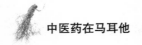

3. 马耳他大学中医中心的中医文化传播

马耳他大学中医中心兼具了让中医药文化"走出去"的历史使命。在上海中医药大学、上海中医药大学附属龙华医院、马耳他大学及中国驻马耳他大使馆、文化中心的大力支持下，中医医生们在马耳他开展了各种学术及文化交流、宣传活动，收到了热烈的反响。以下列举了其中的一些讲座，从中可以发现讲座主题既有学术层面的，亦有科普层面的，受众中既有医疗专业人士亦有普通民众，能全方位展现中医在养生保健、疾病防治中的独特优势，极具吸引力。

例如，2016年3月4日在中国驻马耳他大使官邸举行了为庆祝"三·八"国际劳动妇女节的中医美容讲座，参加人员包括了马耳他总理夫人、国家妇女委员会副会长、外长夫人、世界妇女协会主席，以及多国驻马女大使、驻马大使夫人、名誉领事夫人等。上海中医药大学附属龙华医院的傅勤慧医生从中医角度讲解了美容与人体气血津液、脏腑功能间的关系，并现场指导了常用美容按摩腧穴与手法，简单易学，现场气氛热烈。类似的讲座在2016年5月17日"中国文化周"系列活动时也有开展，面向马耳他公众开放。讲座结束即有听众表达想要尝试针灸美容的意愿。

应马耳他中国友好协会以及马耳他大学的邀请，上海中医药大学附属龙华医院针灸科裴建主任在2016年8月开展了名为"针灸在不孕不育中的作用"和"针灸在不孕症中的临床应用及研究"两场专题讲座，前者面向公众，后者则面向马耳他大学附属国立圣母医院妇产科及生殖中心的专家、各级医师及马耳他大学在读医学生。现场听众无不惊叹于中医、针灸在治疗不孕不育症中的作用！正如裴建主任所说的，宣传中医，我们不能"敏于行"而"讷于言"，要通过精准化治疗、精准化合作，让老外看得到、感受得到。在对外交流中，我们要充分展示疗效，展示治疗技术，从而展现我们的文化自信和中医药魅力。

2016年9月16日在马耳他大学中医中心，傅勤慧医生用大量的临床研究数据与丰富的案例展示了针灸在减肥中的作用，引起了讲座现场观众的极大兴趣，中医中心还收到了马耳他当地患者的现场预约。

2017年4月6日在马耳他大学中医中心，龙华医院王骁医生给马耳他家庭医生做了"选与不选，中医之我见"的讲座，系统介绍了中医的疾病观、治疗思路与方法，中国中医医生们的实践，并分享自己多年来临床运用中医治疗疾病的体会，还不忘用循证医学的观点介绍现代中医的国际化研究近况。在场的马耳他家庭医生纷纷表示经由这次讲座加深了对中医的理解，更有医生表达了要介绍患者尝试中医治疗的意愿，还有医生询问如何参加中医培训等。

各种中医文化传播丰富了中医药宣传的形式，深化了传播的内容，取得了很好的反响。它们让马耳他民众包括医疗相关的专业认识得以近距离聆听、体验中医乃至喜爱中医，为中医在马耳他的发展打下了扎实的民众基础。而与马耳他大学这样高水平大学的联手，也将促进中医高水平教育、医疗和科研的发展。

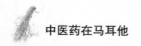

第四节　以马耳他大学中医中心为例探讨中医药在海外的发展之路

　　中医走向海外多是临床服务先行，在马耳他也不例外。中国援马医疗队20余年来，已为14余万名当地患者提供中医诊疗服务，中医针灸的临床效果令人信服，在当地树立了良好的形象。

　　在此基础上，中医教育紧跟其后。2015年11月马耳他大学中医中心成立，是马耳他大学与上海中医药大学的合作项目，集中医药教育、医疗服务、文化传播为一体，成为中医药在海外发展的又一种模式。办好该项目，对于上海中医药大学乃至国内其他院校的中医药国际化教育发展都具有重要的战略和示范意义。下面将围绕马耳他大学中医中心的工作就其呈现的"走出去"的模式进行探讨。其中遇到的问题、解决对策，以及后续设想或可为今后的发展提供一定的借鉴和参考。

一、高起点、高层次的中医教育有助于推动当地行业立法

　　虽然双方合作的起点在中医药教育，但教育最终是为医疗而服务的，并且中医药教育过程也离不开配套的医疗实践，

必须遵循当地相关医疗法律、法规。

（一）马耳他中医执业与立法情况

马耳他目前没有中医药相关立法，但在国家医疗执业法案中有单独的一章节为补充医学执业法律。中医针灸在马耳他属于补充医学范畴。其他属于补充医学的职业有听觉训练师、营养师、理疗师、口腔卫生医师、脊椎按摩师、验光服务师、视轴矫正治疗师、整脊师、言语语言病理学、临床灌注、足疗、心理治疗师、影像医学师、职业治疗、医学实验室科学、医学物理学家等专业。

根据立法规定，针灸师在马耳他执业必须符合以下几点要求：

（1）必须持有马耳他居民身份证或欧盟成员国身份证，或有相关法律或权威部门出具证明可以在本国从事相关专业。

（2）没有不良执业经历。

（3）必须在补充医学执业委员会注册后方能执业。

根据当地卫生法，补充医学领域的每个职业都必须拥有独立的登记机关。马耳他对于针灸师的执业有这样的规定：针灸师在注册后执业，禁止未注册的人进行针灸治疗。针灸师的实践规则参考当地补充医生的实践规定：从业者必须拥有健康科学领域的文凭或证书（经过至少3年的全日制教育），以确保他们掌握足够的西医知识。这使操作员可以清楚地了解患者的疾病来源，并在必要时参考其他专家意见。申请人最好是医生、物理治疗师或护士。针灸专业必须在国家学位

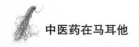

管理局认可的大学或学院完成两年且不少于250小时的专业理论和实习。针灸的内容至少包括阴阳理论、五行理论、内脏理论、经络穴位、气血理论。概括上述执业要求，要点有三：① 目前在马耳他，针灸可以进行执业注册；② 执业者必须具有西医教育背景；③ 必须在国家承认的教育机构完成规定要求（时间及内容）的针灸教育。

不难看出，在马耳他中医药尚未形成独立立法，中医（主要指针灸）归属于补充医学范畴，这与大多数欧洲国家相似，可以认为中医在马耳他的发展仍处于起步阶段，虽有不少限制但也因此具有发展、提升空间。首先，立法相关内容有针灸、无中药，这是目前中医药在海外发展的普遍现况。即便是在中医知名度、认可度较高的美国，尽管绝大多数州已经拥有中医立法，但也仅限于针灸，中药尚归于保健食品范畴。足可见全球范围内对于中药的认可程度非常有限。而中药，毋庸置疑从古至今一直是中医重要的组成部分，其海外发展之路充满了挑战与机遇。其次，马耳他针灸执业人员必须具备相关西医教育背景以较大程度保障医疗安全。但从另一角度来看，也限制了执业队伍的发展壮大。这点不同于美国，在美国，报名执业针灸师教育及考试的人员并无此限制，他们可以是其他非医专业的人士，只要通过全美或各州的执业针灸师考试即可申请执业。美国对针灸师行业准入的标准主要是通过对针灸执业教育及考试来调控的。这点较之马耳他乃至欧洲更为灵活。最后，目前马耳他国家承认的针灸教育机构仅一家，即上海中医药大学和马耳他大学联合办学的硕士课程。未来随着需求的增加，有必要升级相关教育、培训，并增设更多的点以辐射马耳他及其他欧洲国家。

（二）中马合作办学硕士课程对马耳他针灸执业立法的推动

上海中医药大学是我国知名的中医药院校，近年来在"研究教学型、外向型、特色型"办学定位的指引下，积极开展中医药国际教育，传播、弘扬中医。与历史悠久的马耳他大学联合办学正可谓是"强强联手"。

两校联合办学的"中医和中国文化"硕士课程，其学习安排受马耳他医学补充执业委员会（Council for the Professions Complementary to Medicine, CPCM）的监管。为了确保学生在毕业后能申请注册"针灸师"，两校以高于执业规定要求的标准精心设置课程，参与该项目合作的专业教师和临床医生也对课程教学和临床带教做了精心的准备，确保了本项目的课程教学质量。

与此同时，联合办学也积极争取马耳他教育部门对办学质量的认可。

2016年5月，马耳他医学补充执业委员会最终作出决定并申明：CPCM对课程设置没有异议。同时对于中医硕士课程的毕业生，但凡在与解剖、生理和病理等学科相关的健康科学领域具有初级资格或学士学位的都可以申请注册针灸师。

这在马耳他是一个非常重要的决定，它意味着中医硕士课程的毕业生可以在马耳他进行针灸执业注册并开展临床医疗

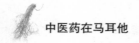

实践。马耳他作为欧盟成员国，在马耳他的注册成功也意味着自动实现了欧盟针灸执业的注册。目前在马耳他医学补充执业委员会注册的针灸师只有一个级别，未来通过立法的改变有望变成两个级别的注册：一是"初级针灸师"；二是更高水平的"中医博士/医生"。

从中也能看出，中医教育尤其是高起点、高层次的教育能促进、完善中医药在海外的立法，进一步推动海外中医药事业的发展，其推动作用不可低估。

二、深化海外中医教育，助力中医药"走出去"

经过近3年的中马联合办学，上海中医药大学与马耳他大学已为中医在马耳他的教育乃至医疗发展积累了不少成功的经验，即便如此依然有加强与深化的广大空间。

（一）在马耳他大学进一步开展中医教育

"中医和中国文化"硕士课程的学生们在学习期间表现得特别积极，受到了当地和中国老师的一致好评。他们的学习热情从在各学习单元所取得的优良成绩可见一斑。面对中医教育在马耳他的良好形势，双方的合作有待进一步深入。

计划一：升级中医硕士学位为针灸博士学位。

上海中医药大学为马耳他大学中医硕士专业的毕业生提供后续学习以取得上海中医药大学学位委员会颁发的针灸博士学位，该学位受到中国教育部的认可。该计划会是一个为期3

年的博士课程，将提升学生在中医专业课程期间获得的理论知识，以及相应的临床技能。另外还需要进行论文展示与答辩，完成的学生将被授予上海中医药大学针灸博士学位。

可以这么说，升级中医硕士学位为博士学位在马耳他将会是开创先河的举措。现阶段美国的中医院校已经开设了博士课程，或能提供更多的参考经验。这一举措有助于提高海外针灸从业人员的水平，为当地提供更优质的中医服务。从另一角度来看，它也能成为加强传统医学与现代医学间对话与合作的有力纽带。

计划二：将中医课程扩展到马耳他大学的医疗课程体系。

马耳他大学健康科学院有一系列医疗专业课程，其中也包含了补充医学部分。随着马耳他大学中医中心的运行，师生们对中医的兴趣愈加浓厚，可以开展不同形式的教学。

1. 短期参观访问

尽管目前中心已经接收了大学不少院系学生的参观访问，中心仍陆续收到参访的预约。

（1）参观访问的联合优势在于让马耳他的卫生保健专业人士从大体上接触到中医的原理，推广中医中心的医疗服务，以及吸引未来医疗保健专业人员参加中医硕士课程的可能性。

（2）预期学习结果是帮助医学相关专业的学生初步建立对中医基础理论的理解，尤其对阴阳、五行、脏腑、经脉、腧穴和气血津液，并能大体理解中医（针灸）治疗的适应症，在未来的医疗实践中向患者推荐中医疗法。

（3）教学形式建议采用为期一日的访问形式，教学内容包括开展中医基本原理和哲学思想的讲座，在诊所环境中展示、实践不同的中医技术（针刺、灸法、罐法）。理想的教学场景是小组教学，每个小组每次最好不超过10名学生。

2. 参与马耳他大学选修、培训课程的设计与教学

这将进一步加深学员对中医的理解与认同。2018年2月，上海中医药大学、马耳他大学合作建立的马耳他中医中心又结出一颗中医传播的"硕果"——建校400多年的马耳他大学首度迎来了全新的"中医本草系列课"。驻马耳他大学中医中心的上海中医药大学附属龙华医院王骁医生受马耳他大学植物园园长约瑟夫·布哈贾尔教授、马耳他大学中医中心执行主任萨沃纳·文图拉教授邀请，共同参与"中医本草系列课"的设计。历时一年的准备，一门中西方校际合作的本草课程全新出炉，全面展现了地中海地区、马耳他国土上常见本草的历史、经验和现状。王骁医生更是承担了该课程50%的教学任务，通过大量中西方医学文献，结合丰富的实例、图片、视频和课堂讨论，让学员在轻松、愉快的氛围中掌握传统中药四气五味、药性归经的药理知识，又融入日常生活中应用药食同源本草的小技巧，很有实用性，深受学员欢迎。学员除来自医疗行业外，还有生物、金融、体育等专业人士，该本草课程已跃升至马耳他大学2018年同类课程报名人数第二位。课程横跨中西方文化、历史与现代、融合理论与实践，对普及本草知识、弘扬中医、传播中医药文化具有重要意义。另据悉马耳他大学中医中心与圣母医院康复科合作开设面向理疗师的培训课程——"中医针灸"也即将面世。

以上系列课程，作为中医在海外学历教育以外的积极补充，将辐射更多人群，从而扩大中医在海外影响力。

与此同时，上海中医药大学仍将不断提高教师中医药对外教育教学能力，加强课程建设和教材建设的力度，规范教学管理，改进教学方法，主动适应国际上对中医药高等教育质量标准的要求。比如，2017年11月上海中医药大学胡鸿毅副校长在向驻马耳他大使姜江介绍联合办学及马耳他大学中医中心工作时，就表示双方正探讨开展联合研究、在线教育等多种合作方式，力争将该项目打造成为立足马耳他、面向欧洲的海外中医药教育交流基地。

三、对马耳他大学中医中心建设与运营的思考

海外中医中心是中医药在当地的"活名片"，是中医在海外发展的重要形式之一，具有非常重要的意义。马耳他大学中医中心集中医药教育、医疗服务、文化传播为一体，从建设伊始就受到了合作双方上海中医药大学与马耳他大学的高度重视，两校都以极大的热情投入其中。

为保证中医中心项目的顺利进行，合作双方在前期即进行了大量的投入。马耳他大学拿出其在中心位置的一幢独立建筑进行重新装修，作为供学生中医临床实践学习的带教诊所。马方还为诊所配备了一名管理人员和勤务人员。上海中医药大学投入资金进行课程建设，准备教学资料，遴选教师进行师资培养等，同时外派专业教师和临床医生的授课带教费、国际差

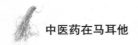

旅费、住宿伙食等生活费均由上中医及附属医院支付。双方约定等项目有了收益后再分配收益。

目前马耳他大学中医中心的运营与管理主要由马方负责。对马耳他大学而言，经营面向公众的中医中心也是一次全新的体验，需要不断累积经验。目前需要努力推进的有两大方面。

（一）积极拓展生源

学生学费作为中心收入的一部分，非常有限，需要不断拓展生源。到目前为止，招收的两届学生主要来自马耳他，除此之外尚有一名来自塞尔维亚，一名来自巴勒斯坦。这些学生本身都是物理治疗师、护士和助产士等从事健康科学领域的从业人员。经调研，提供全日制课程可能对本国市场没有吸引力，因为潜在的学生可能更倾向非全日制的夜大，这样就允许他们能在挣得一份固定收入的基础上学习中医。然而，两年以上的非全日制课程对马耳他以外的海外市场没有吸引力，因为外国学生更喜欢完成一年左右的全日制课程，而不是两年内完成的兼职课程。因此仍需努力做出更有竞争力的课程设计，立足马耳他并积极推向马耳他以外的市场，如其他欧盟国家，尤其在考虑到当地市场受限制的情况下。

（二）更好推广中医服务

从运营现状来看，中医中心的医疗服务目前主要在马耳他大学教职员工和政府卫生部门工作人员中进行推广，这还远远不够。中心的中医医疗服务需要更好地广而告之，更多地向社会推广。为此需要进行连续广告活动来提升中医中心的知名度。从收费情况来看，马耳他大学中医中心提供每次40到60欧元的付费中医诊疗服务，而国立圣母医院中医诊所提供的服务完全免费（不过由于中国援马医疗队人力有限，患者预约等候时间往往超过一个月），科拉迪诺诊所的中医中心收费为20欧元，私人执业医师收费30欧元。可见马耳他大学中医中心的收费是同行的2~3倍。因此需要在保证大学中医中心特色和竞争力的前提下，制定一个新的市场策略以吸引更多患者到大学诊所就医。

可行的策略之一是面向马耳他大学的所有人员（包括教职员工和学生）提供收费的中医诊疗服务，并适当下调诊疗收费。这个举措将进一步增加诊所的利润。其他的可行举措包括开设夜门诊方便患者就医、举行针对目标群体的专题讲座（如为体育俱乐部讲授中医与运动医学，为营养师讲授中医体重管理）等拓展患者来源。

中国自古就认为成功是天时、地利、人和的共同结果。海外中医中心的建成与成功运营亦是如此。期待马耳他大学中医中心能把握好这个发展时机，以务实创新的实践为中医药在海外的发展提供成功的经验！

第四章

中医药在马耳他
发展策略

新时期，中国参与全球治理的重要方面之一就是全球卫生治理。中医药国际化发展是中国推进"一带一路"的重要动力，也是中国提升文化软实力和外交亲和力的重要抓手，是中国参与全球卫生治理的重要模式探索。由国家中医药管理局、国家发展和改革委员会共同发布的《中医药"一带一路"发展规划（2016—2020年）》提出，到2020年，中医药"一带一路"全方位合作新格局基本形成，与沿线国家合作建设30个中医药海外中心，颁布20项中医药国际标准，注册100种中药产品，建设50家中医药对外交流合作示范基地。自"一带一路"倡议提出以来，中医药参与相关国家的卫生治理得到了积极响应并取得了一系列实质性进展。中医药逐渐融入国际医疗体系。各国对于中医药为载体的医疗卫生领域合作予以重视，且有巨大的投资需求。

马耳他与中国早在1972年就建立了外交关系，两国在相当多领域（包括中医药领域）都进行了广泛的合作。2008年12月，马耳他社会政策部长约翰·达里访华，与我国民政部和卫生部领导会谈并签署有关医疗合作协定。2012年9月，马耳他卫生、老年和社区服务部部长卡萨访华，与中国卫生部签署中医药领域合作议定书。2017年1月，中国国家卫生计生委主任李斌访马又续签了该合作议定书。正如2009年时任国家副主席的习近平同志在访问马耳他时所言："中马虽然远隔千山万水，但两国人民交往源远流长。中马建交以来，无论国际风云如何变幻，中马关系始终平稳发展，堪称不同幅员、不同社会制度国家友好合作的典范。"而中医药领域的合作将进一

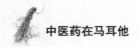

步加强两国人民传统友谊，共同探讨开拓两国卫生医疗领域合作的新途径，更好造福两国人民。

考虑到马耳他在地中海乃至欧、亚、非板块的特殊地理位置和影响力，非常有必要结合马耳他国情，厘清中医药在马耳他发展的优劣态势，以期以马耳他为着力点，为中医药更好地走向世界奠定基础。

第一节　马耳他医疗卫生情况分析及中医药参与的可行性

在马耳他，排名前10位的常见疾病有高血压、腰背部疾患、过敏症、骨关节炎、偏头痛、颈椎病、哮喘、糖尿病、慢性焦虑和慢性忧郁症。位居前10位居民死亡原因是缺血性心脏病、脑血管疾病、其他类心脏病（包括心力衰竭）、乳房恶性肿瘤、痴呆、急性下呼吸道感染、糖尿病、卵巢恶性肿瘤、结直肠和肛门恶性肿瘤，以及支气管、气管和肺的恶性肿瘤。

从上述疾病谱来看，中医药可以在马耳他疾病治疗及管理中发挥重要作用。以糖尿病为例，在马耳他糖尿病患病率居高不下。2016年4月世界卫生组织发布的第一份《全球糖尿病报告》中显示，作为发达国家的马耳他糖尿病患病率为10%，仅次于美国（11%）和新加坡（10.5%）。中医药对于糖尿病及其并发症如糖尿病足、视网膜病变等都卓有成效，能有力改善马耳他糖尿病治疗问题。

此外，疼痛管理也是不容忽视的重要病症。中医中药尤其是针灸对于各类疼痛（如急、慢性疼痛，炎性、癌性疼痛等）的治疗作用显而易见。以临床相当常见的腰背痛为例，2017年2月，美国医师学会在《美国内科年鉴》上发表的《急性、亚急性及慢性腰痛的无创治疗临床实践指南》一文中将针灸作为治疗急慢性腰痛的一线疗法进行推荐。由此不难看出针灸在治疗疼痛中的优势，这不仅因为患者对针灸治疗的关注度较高，也是因为其临床效果突出，安全方便。扩大针灸在马耳他的应用也必将造福民众，同时多方合作（尤其是联合马耳他大学等学术研究机构）能将有关针灸适应症及机理的研究不断扩大并向纵深发展。

同时，必须注意到另一个重大健康问题：马耳他人口严重老龄化及随之产生的影响。马耳他已远远超越联合国老龄化社会标准规定的7%，达到了19.04%，是名副其实的严重老龄化国家。在2014年马耳他人的预期寿命就高达81.75岁。老年病通常具有病因不明、起病隐秘、自觉症状少、易导致并发症、预后缓慢等共同特点。对老年病的诊疗采用中西医结合的方法是大势所趋。许多老年病尚缺乏现代医学的有效治疗方法（如阿尔茨海默病、帕金森病、骨质疏松症等），需要中医疗法的积极介入。与此同时，老年康复、保健等需求也很迫切。

尚有一个值得关注的问题：难民问题。随着中东、北非

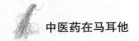

地区难民的涌入，感染病防治不容小觑。如2017年初由于中东呼吸综合征冠状病毒感染病例不断增多，世界卫生组织就预计除了个人在疫区接触已感染此病毒的动物、动物产品或患者外，还会继续出现受到感染的个人向其他国家输出的病例。从古至今，中医药在参与感染病防治方面积累了丰富的经验，如2003年SARS横行时中医药便积极参与治疗研究，并取得了一定疗效，降低了西医激素治疗用量，缩短了患者的住院时长，减少了因激素滥用导致股骨头坏死的临床病例。同时，中医药在参与应急突发卫生事件当中经验丰富，包括汶川地震和甲型流感病毒中都发挥了重要作用，为中医药参与有关国家难民卫生治理提供了借鉴。

第二节　中医药在马耳他推广的现实困境

尽管从上面的分析来看，中医药可以在马耳他疾病治疗及管理中发挥重要作用，但在推广过程中仍存在着诸多现实困境。主要表现在以下几方面。

一、中马之间存在文化差异

首当其冲的是文化差异，体现在语言、宗教和思想等方面。

（一）语言障碍

马耳他因地理位置的原因，受多种文化影响，这点从其官方语言可见一斑。马耳他的官方语言是马耳他语和英语。马耳他语是以阿拉伯语为基础，融合英语、意大利语、法语等合成的一种语言。中医历经数千年发展，专业用语自成体系。这些承载着深厚中国文化和中医思想的术语，如果进行直译难以表达出其中含义，因而中医的理论不易于为西方民众所理解，不利于中医在马耳他的进一步发展。

中医基本术语的英译过程已成为中医文化对外传播的焦点问题。为此国内外有识之士尤其像世界卫生组织这样的机构都在进行着不懈的努力，多方论证、求同存异，有望陆续出台中医术语的国际标准，打通中医传播的语言障碍。

（二）宗教、思想差异

天主教是马耳他的国教，马耳他人口中大多数都是天主教教徒。而中医根植于中国传统文化，体现着中华民族文明、风俗、精神，并受到儒教、道教、佛教等宗教的共同影响，与马耳他在宗教和思想上存在着较大的差异。

在跨文化交流日益频繁的今天，东、西方在文化、哲学、科学、艺术、宗教等许多方面进行着越来越深入的沟通，形成更多的理解，达成更多的共识。中医"天人相应"的整体观和辨证论治的核心诊疗思想能在中医以实效为基础的对外传播过程中逐渐被理解。

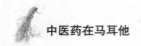

二、中医与现代医学之间存在明显差异

　　长期以来，马耳他医疗体系以西医为绝对主导，民众对西医信任度高，现代诊疗技术（包括手术等）运用普遍。而中医诊病讲究望闻问切，通过四诊收集信息进行中医辨证论治。两者差异明显。虽然马耳他也有本国古老的传统医学，在某些方面（如草药、罐法等运用方面）与中医药特色疗法有相似之处，但马耳他传统医学本身在当地的保护、继承、发扬力度也极其有限，两者均无法被整合进主流医学范畴中去。因此，马耳他西医医生和民众对中医乃至其他补充医学的开放和接受程度还有待进一步在实践中显现。

　　临床疗效是中医生命力所在！正如上海中医药大学附属龙华医院针灸科裴建主任所说的："宣传中医，我们不能'敏于行'而'讷于言'，要通过精准化治疗、精准化合作，让老外看得到、感受得到。在对外交流中，我们要充分展示疗效，展示治疗技术，从而展现我们的文化自信和中医药魅力。"

三、中医药出口产品不规范的负面影响

　　我国虽然是中药消费、生产大国，但在全球中药出口贸易中所占份额非常有限，这与我国中药出口产品的不规范有直接联系，在马耳他也不例外。比如产品外包装不规范。我国部分

制药厂生产的中成药虽然已经进入了马耳他的医药市场，但在外包装等方面亟待改进。比如，出口的中成药在外包装及说明书上，多用中文及中医用语注明适用病症及注意事项等，缺少相应的英文或马耳他文翻译，给当地患者带来不便。此外，部分中成药甚至没有生产批号，药品出厂日期及药效期等一概全无。中医药出口产品是海外民众对于中医药疗效最为直观的体验方式，不规范的出口产品将降低中医药的海外口碑，甚至会拉低中医药的海外的市场份额。另外亟待重视的一点是，对于中药产品出现的不良反应缺乏有效的监管。同时对因误用、滥用中药产品而产生危害健康的问题也无法及时澄清（在日本、欧美市场时有闻及）。在马耳他中成药是作为食品补充剂进行销售的，普通民众对其药物属性知之甚少，由于选用不对症或服用方法不当，会出现药品的不良反应甚至危害健康的严重问题。长此以往，海外民众对于中医药信任度的下降会直接成为中医药参与国际卫生治理的"拦路虎"。

因此需尽快在以下几个方面着手：（1）加强中医药出口产品的包装规范化。包括改进外包装，完善适用病症和注意事项的英语标注，完备生产批号、出厂日期、药效期等信息。（2）加强对中药产品不良反应的有效监管，对因误用、滥用中药产品而产生危害健康的问题进行及时澄清。比如在美国中医相关人士已经行动起来，建立网络数据平台监管中药不良反应，并积极通过社会媒体澄清因消费者的误用、滥用引发的对中药产品的曲解。这些对中药产品"走出去"是非常有益的借鉴。（3）逐步形成有严格标准、有市场竞争力的中药品牌。

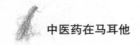

四、中医药服务产业规模有限

在马耳他，中医药服务产业规模有限主要受制于以下两大因素：中医药在马耳他尚未立法和从业人员数量有限。

目前马耳他没有专门的中医药立法，仅在国家医疗执业法案中有一个相关的独立章节，即补充医学执业法律。事实上除了针灸师以外，它也同时涵盖了营养师、理疗师、口腔卫生医师、脊椎按摩师、足疗、心理治疗师等专业的执业。从长远来看，完善的立法能保证中医针灸在马耳他的有序合理发展。等到中医药服务产业形成一定规模时，立法是必经之路。亚洲、欧洲、北美等国家均有先例，可以借鉴参考。

马耳他的中医从业人员数量还非常有限，限制着中医药服务产业的规模。以针灸师为例，主要是以中国医生为主体，包括地中海地区中医中心的中国援马医疗队、马耳他大学中医中心的上海中医药大学附属龙华医院医生，以及早年到马耳他已经在当地执业的中国医生。随着全球针灸热的不断升温，患者人数众多，政府医院针灸科的免费医疗已经不能很好地满足人民需求，马耳他卫生部经常接到患者投诉候诊时间太长，无法及时接受针灸治疗，亟待培养本土的针灸师。令人感到欣喜的是，马耳他医学补充执业委员会在调查论证了马耳他大学中医硕士课程设置后，在2016年5月准予毕业生申请注册针灸师。这意味着今后马耳他注册执业针灸师又多了一条途径，民众将有更多机会获得本土（更准确的说法是马耳他大学和上海中医药大学的联合办学）培养的针灸师提供的针灸服务，极大地弥补中医药从业人员数量的不足。而计划中的博士学位课程又将有助于进一步提升从业人员的水准。

第三节 中医药在马耳他医疗合作领域的独特优势

近年来，中国把中医药的国际化推广视作中国文化软实力的重要组成部分，在构建中国和平、友好、合作的国家形象中是促进民心相通的重要角色。中医药在马耳他医疗合作领域中具有以下独特优势。

一、中医药是传统医学形态的"软性参与"

首先，"软性参与"体现中医药体系符合"One Health"理念，即以多学科合作为基础为人类健康、环境健康、动物健康三者共同成为一个健康整体而努力。此举同样意味着中医药扮演的是"共享技术"的"协助者"角色，而非"技术垄断"的"领导者"。

其次，虽然中医药产生与发展过程中受到了道教、佛教等宗教的共同影响，但在诊治过程中极少涉及宗教色彩，这与

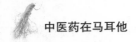

历史上基督教传教士以西医为传教手段形成了鲜明对比。

最后，中医药参与马耳他医疗合作，旨在推动中医药的海外发展、提高当地居民的健康水平，无任何附加条件和利益交换，并未以人道主义为借口发号施令，意图干涉别国内政。总之，"软性参与"使得中医药在所在区域有着良好的口碑，在推行传播过程中也未受到明显抵制，这些都有利于其传播和发展。

二、中医药自身存在鲜明的诊疗优势

首先，中医药可为马耳他疾病谱给出"中国方案"。对于马耳他常发病、多发病如心脑血管疾病、肥胖、糖尿病等，中医具有较好的治疗和临床应用价值。仍以糖尿病为例，针灸对于预防与治疗糖尿病的神经、血管并发症具有独特作用，针刺镇痛对糖尿病患者并发的慢性疼痛性末梢神经炎也具有较好的长期效果。

其次，优势还体现在中医药自古至今在养生保健方面积累了深厚的经验。养生保健从西医的角度较多侧重各类营养成分的摄入和补充，这对于医源性疾病、药源性疾病和诸多慢性疾病、老年疾病无法起到中医药学倡导的"治未病"的效果。但中医药基于自身的理论体系，以保持人体阴阳平衡，恢复人体元气为理念，从心理、生理等多方面进行综合考量，在养生保健方面积累深厚。一方面，中医药根据"药食同源"理论，已研制开发具有延缓衰老、调节免疫功能、抗疲劳等功效的功能食品；另一方面，中医药注重人体自我修复功能的激活，通过针灸、推拿等非药物方法，刺激人体穴位，对机体整体进行调节，恢复机体平衡。综上可见，中医药在疾病治疗与养生保健两个方面，均有可能满足马耳他民众对于健康的需求，能有所作为。

最后，中医药在马耳他的发展具有基础及政策环境优势。1983年，马耳他政府就已向我国提出了派遣中医医生去该国的请求。时至今日，中国援马医疗队已先后有14批中医专家赴马耳他工作，共为21万多名当地患者提供中医诊疗服务。2012年，马耳他卫生、老年和社区服务部部长卡萨访华，签署中医药领域合作议定书，2017年1月，中国国家卫生计生委主任李斌访马又续签了该合作议定书。同时随着马耳他大学和上海中医药大学两个学府间的高水平联合办学，以及马耳他大学中医中心良性运作的持续影响，这些都将有利于中医药在马耳他的发展。

第四节　中医药参与马耳他医疗合作的具体路径

进一步分析中医药参与马耳他医疗合作的具体路径，可以从如下几方面进行。

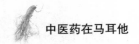

中医药在马耳他

一、针灸先行，引领中医药在马耳他生根、开花、结果

借鉴中医进入海外（尤其是北美国家）的经验，针灸先行是共识。马耳他的针灸发展历时已经30余年。目前患者在马耳他享受针灸医疗服务有两种途径。

一种是由当地注册医生诊断后转诊，预约政府医院的针灸科。这时的针灸治疗属于马耳他免费公立医疗制度范畴。由于目前中医针灸医生尚无直接诊断的合法权利，在政府医院（如马耳他大学附属国立圣母医院）针灸科就诊需要当地注册西医医生诊断后转诊，并实行预约制。针灸医生来自我国驻马耳他医疗援助队。

另一种途径是患者自费前往中医中心或私人中医针灸门诊就医。由于中医针灸治疗还未被列入医疗保险范围，患者需要自行支付诊疗费用。目前，马耳他主要的针灸诊所是地中海地区中医中心和马耳他大学中医中心。前者成立于1994年，由马耳他卫生部与江苏省卫生厅联合管理；后者成立于2015年，由马耳他大学管理，上海中医药大学附属龙华医院派遣医生，是两校合作办学的"中医和中国文化"硕士课程的临床实习基地。此外，还有少量私人针灸门诊部，医生均来自中国。

近年来，随着针灸热的不断升温，患者人数日益增多，医院针灸科的免费医疗已经不能很好地满足患者需求，为此马耳他卫生部与马耳他大学商讨能否把一部分患者转诊至同在马耳他大学的中医中心，或由中医中心的医生下午接诊上午未能治疗的患者。目前此事尚在商讨中，但马耳他大学和马耳他卫生部已有共识：所有措施都不会损害之前马耳他卫生部与江苏省卫生厅的合作协议。

从马耳他针灸发展的历史和现状来看，形势很好，但仍有许多工作要做。

（一）执业资格的进一步界定

目前马耳他针灸医生均为中国医生，但随着需求的增加和发展的需要，马耳他急需本国的针灸医生。马耳他大学与上海中医药大学合作办学的"中医和中国文化"硕士课程，其教育教学水平已被马耳他政府的教育部门认可。马耳他医学补充执业委员会确认中医硕士课程的毕业生但凡在与解剖、生理和病理等学科相关的健康科学领域具有初级资格或学士学位的都可以申请注册针灸师。这意味着中医硕士课程的毕业生可以在马耳他进行针灸执业注册并开展临床医疗实践。

我们有理由相信，联合办学毕业生将通过执业注册，顺利开展中医医疗活动；而两校的联合办学还将进一步加深到博士学位，也有望通过讲座、选修课等形式辐射到马耳他大学的课程体系，进一步提升中医在马耳他的认知度。

（二）亟待成立中医针灸协会或学会

目前马耳他的中医针灸尚未有机构进行统一的组织和管理，亟待借鉴其他国家中医（针灸）协会或学会的模式，对内

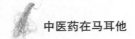

规范操作和保证治疗质量，加强行业内的交流；对外形成合力，共同为中医针灸在马耳他的发展寻求各方的支持。鉴于中医药目前在马耳他尚属于起步阶段，可以先借助世界针灸学会联合会、世界中医药学会联合会等非政府国际学术组织的影响，让马耳他听到世界中医药的声音，也让世界听到马耳他中医药的声音。

（三）积极推动针灸纳入医疗保险

目前，针灸治疗尚未进入马耳他医疗保险体系。政府医院针灸科的治疗是免费的，但由于受到针灸医生少、患者需求大的限制，预约往往需要等上一个月。而患者在其他地方就医需要自行支付费用。若纳入医疗保险，尤其是商业医疗保险，不仅能进一步方便马耳他的患者就医，也能更好地规范针灸治疗。因此，需要从卫生经济学等角度，论证针灸在其医疗卫生体系中的价值，使马耳他政府及商业医疗保险企业对此有进一步的理解，推动针灸进入马耳他医疗保险体系。此外，马耳他大学和上海中医药大学联合课程培养的毕业生也能作为医疗资源的重要力量，更好地服务社会。

（四）提高针灸合作办学的水平与影响力

目前，马耳他大学与上海中医药大学合作办学的"中医和中国文化"硕士课程走出了针灸教育国际合作的第一步，其教育教学水平也得到马耳他政府的教育部门认可。今后仍需不断提高理论和实践（临床带教）课程的教育教学水平，形成品牌，乃至辐射欧洲。合作办学除了应用于学历教育，还可服务于今后针灸行业人士的继续教育。

（五）联合马耳他医疗、科研、学术机构，拓展针灸的研究并向纵深发展

马耳他拥有许多优质的医疗资源，著名的医院有国立圣母医院（马耳他最大的公立医院，欧洲最大的医疗建筑之一）、保罗博法医院（著名肿瘤医院）、圣文森特德保罗医院（欧洲著名的长者护理医院），同时马耳他大学医学院也享有较高的知名度。针灸在马耳他临床运用不断发展，有望与当地相关机构开展更多高水平的针灸研究。目前，马耳他的针灸医疗主要是由援马的江苏省医疗队和上海中医药大学附属龙华医院的医生提供，在科学研究领域的合作尚不多，为数不多的研究领域集中在针刺戒毒方面。马耳他戒毒中心曾经尝试用针灸方法减轻美沙酮替代递减疗法的不良反应，结果显示针刺效果甚佳颇受好评。中马两国的医疗、科研、学术机构如联手开展针灸临床和机制研究，必将更多地造福马耳他和世界人民。先期的合作可以从双方已有工作基础的方向开始，从小到大，从浅入深，循序渐进。

（六）探讨中马两国在马耳他建立国际军队针灸服务点的可行性

该设想主要基于以下三方面的重要事实：
首先，马耳他独特的地理位置和中立、不结盟的外交政

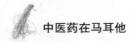

策是在其境内建立国际军队针灸服务点的重要基础。马耳他地处欧、亚、非之间的地中海上，距离当今武装冲突热点区域较近，能够响应医疗服务的需求。最重要的是，马耳他在对外关系中坚持奉行中立和不结盟的外交方针，始终保持与欧洲大陆和地中海沿岸国家的友好关系。

其次，近年来针灸技术作为传统医学的重要组成部分，在世界范围内受到了高度重视，在军事卫勤保障中的作用也越来越明显，成为中马两国将来在马耳他建立国际军队针灸服务点的历史大背景。以美国为例，早在2009年美军在伊拉克和阿富汗战场上便将源自耳针技术的"战场针灸"应用到了战伤止痛上，在降低药物依赖方面针灸的显著作用也得到了普遍的认可。美国著名决策机构兰德公司在2015年8—10月开展了"美国军队卫生系统的补充与替代医学"的调查研究，其结果显示，在向133个美国军医服务机构提问并让他们列出3个最希望提供的治疗服务中（无论他们现在是否正在提供与否），针刺位列第一（79%），整脊疗法第二，按摩位列第三。同时在110所已经开展补充与替代医学的美国军医治疗机构中，76所开展了针刺治疗，比例高达69%。在补充替代医学服务最适用的病症调查中显示，针灸在慢性疼痛、腰背痛的治疗中是第一选择，在应激或压力症、焦虑和睡眠障碍的治疗中列第三，仅次于SMRT（应激放松疗法）和心身医学。虽然目前针刺治疗在马耳他军队中尚属空白，但借鉴已有经验，不排除今后在马方军队乃至在马耳他成立国际军队针灸服务点的可能性。

最后，中方在提供军队系统针灸培训、服务方面积累了相当的经验。近期的一次相关活动是2017年7月中下旬由中央军委后勤保障部主办、第二军医大学承办的中美军医针灸交流暨国际针灸培训班。交流培训落实了中美两国元首于2016年G20峰会上达成的相关协议，采用理论讲座、座谈交流、技术观摩和文化参观等形式，围绕针灸在军事训练创伤的防治、战争创伤应激治疗，以及部队常见病、多发病的诊治为主题。培训班的学员共19名，分别来自柬埔寨、埃塞俄比亚、菲律宾、老挝、尼泊尔、巴基斯坦、塞尔维亚、塞拉利昂、泰国等9个国家。本次针灸交流培训活动，不仅为国际军医针灸专家提供了学术交流的平台，推动针灸在军队卫勤保障中发挥更大作用，也有利于加强军队间的合作、互信与友谊。

当然，在马耳他建立国际军队针灸服务点的设想能否落地还有待权衡各方面因素，但运用针灸服务于世界医学、造福人类始终是不变的目标。

二、借力合力，为中医药在马耳他全方位、立体的发展寻找更多的方向

除了大力发展针灸，还要注重借各方的合力，寻求中医药在马耳他全方位、立体化的发展。

（一）广泛地与其他卫生组织、社会组织接触沟通合作，共同发展

中医在海外的生存和发展，不能仅仅依靠自己，需要

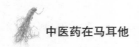

广泛地与其他卫生组织、社会组织接触、沟通、合作，共同发展。这其中与相关国际组织的合作尤其重要，是中医参与海外国家卫生治理不容忽视的助力。以下略举几个可行的例子。

1. 世界卫生组织

作为世界上最大的医疗国际组织，世界卫生组织统筹着全球卫生安全的事务。中医在世界卫生组织传统及补充医学领域有着重要的意义与作用，未来全球卫生领域将更加多元，中医正受到国际社会越来越多的关注，应当重点展现中医的独特疗效，在专业领域内提高中医的医疗保健作用，增强国际信任度。建议在先期若一时找不到与世界卫生组织的合作点，可以从与世界卫生组织相关机构，如世界针灸学会联合会的合作项目开始。

2. 无国界医生组织

无国界医生组织积极活跃在全球医疗援助活动中。虽然目前尚未获知有中医医师加入无国界医生组织，但随着中医在世界医疗领域的影响力越来越大，以及华裔医师廖满嫦出任该组织主席，未来中医同无国界医生组织合作参与地区卫生治理有着较好的前景。

3. 国际难民组织

国际难民组织致力于难民救助活动。难民问题作为现今及今后长期遗留的问题，对相关国家卫生治理造成了一定阻碍。中医的许多方药治法能够用低廉的价格保证确切的疗效，能够解决难民日常生活中的许多常见疾患问题，可以在国际难民组织参与难民救助的活动中发挥其独特作用和价值。

除此之外马耳他还拥有众多的医疗卫生志愿组织，如阿尔法医学会（高级护理）、紧急消防及救援单位、圣约翰救伤队及红十字会等，中医可尝试积极融入上述组织为马耳他居民提供急救及医护服务。

（二）高度重视旅游和医疗、康复、养生、养老产业相结合的新发展趋势

医疗旅游诞生于欧洲，目前泰国是世界医疗旅游业最发达的国家，此外韩国、瑞士、印度、印度尼西亚、哥斯达黎加等国都在大力发展医疗旅游产业，中国台湾与香港地区发展较快。据中国国家旅游局发布的行业动态，中国的医疗旅游业在未来10年有望迎来快速发展时期。随着"中医热"的持续升温，将两者紧密结合的中医药医疗旅游项目的发展前景十分广阔。

中国与马耳他两国间发展医疗旅游可从两方面着手："走出去"和"请进来"。"走出去"即凭借马耳他丰富的旅游资源，在当地将中国的特色医疗项目有机结合进去，是可行的途径之一；而"请进来"是指将马耳他乃至欧洲、全球的客源吸引到中国，打造有竞争力的、有中国特色和魅力的医疗（养生）旅游项目直至形成品牌。

1. 重视"走出去"

在"一带一路"战略的大背景下，中医药可以作为使者为"中医走出去"寻求医疗旅游这一新领域。

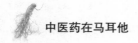

　　旅游业是马耳他经济支柱。在2015年《孤独星球》
（*Lonely Planet*，世界最大的私人旅游指南）最佳旅游城市推
荐中，马耳他排名世界第5。2016年马耳他总入境游客数量为
1 998 447人次，较2014年增长率为10.52%。其中，2016年8
月内，马耳他入境游客量达到了256 782人次，达到了该数据
自记载以来的最高值且较2015年8月上涨了3.4%。2017年上
半年，马耳他入境游客达到990 182人次，比2016年同期增
长19.3%。2019年，赴马耳他游客人数约277万人，在马耳他
旅游消费约22亿欧元。马耳他旅游对于中国市场也极具吸引
力。早在2016年10月，马耳他政府与中国银行及中国国际旅
行社签署合作协议，预计未来将有更多的中国游客赴马耳他
旅游。

　　而与此同时，马耳他的医疗卫生系统在世界卫生组织的
医疗标准排名中位列全球第5位。马耳他的著名医院如国立圣
母医院、保罗博法医院、圣文森特德保罗医院等，医疗技术和
服务水平均属上乘。

　　可见，马耳他的医疗旅游资源十分丰富。随着中医在马耳
他及全球范围的认同度不断提升，马耳他中医从业人员（中国
输出、马耳他当地培养）队伍的不断壮大，中医服务水平的不
断提升，将中医整合进马耳他医疗旅游具有吸引力。在此"走
出去"的过程中，培育、挖掘适合马耳他旅游资源的中医项目
及服务方式，与当地旅游、现代医学等单位密切配合，可以打
造既有马耳他独特优势、又兼具中医特色的医疗旅游模式，并
使其辐射效应到达欧洲乃至全球。

2. 更加关注"请进来"

发展两国间医疗旅游我们更欢迎、也更加关注"请进来"。

首先，中国的医疗旅游要与其他国家和地区差异化发展，就必须具备自己的特色。中国国家卫生和计划生育委员会副主任兼国家中医药管理局局长王国强指出，医疗旅游应广泛理解为患者、亚健康群体和健康群体通过医疗、养生获得调养的过程，不能狭隘理解为患者在养病。医疗养生保健与旅游业同以放松身心、增强体质为目的，合作前景广阔。香港医管局前主席胡定旭提及，中医药的"治未病"理论与医疗养生旅游概念契合，要发挥中医药自身优势，打造医疗养生品牌，也借此吸引更多游客体验中国式的养生保健。可见，中医旅游是中国医疗旅游发展的潜力所在。2014年5月，广东省社科院旅游研究所所长庄伟光在答《广州日报》记者问时提到，中国的医疗旅游应突出成本低廉的"诱惑"和旅游资源丰富的优势。中国式的医疗保健方法，如武术、太极、中医、针灸、推拿等极具特色。此外，中国拥有很多妙门绝技和祖传秘方，除了中医中药，还有藏医、蒙医、苗医、彝医等民族医药，这些都可以创建中国保健国际医疗旅游品牌。目前，国家卫计委已和国家旅游局签署协议，共建中医健康旅游示范区，首批15家国家中医药健康旅游示范区创建单位名单已经公示。

在分析、把握、规范、创新国内旅游资源与医疗（养生）资源的特色与结合点后，医疗旅游作为医学和旅游的延伸产业，具有国际间交流合作的广阔前景。国家旅游局网站转载了 2017 年 8 月 3 日《海南日报》刊登的题为"海口首邀俄罗斯游客体验中医服务"的报道，报道内容就是一次成功的"请进来"国际旅游与医疗养生相结合的实践案例。据悉，40 多位来自俄罗斯的游客在海口观澜湖中医理疗门诊深度体验传统中医康养服务。由上海中医药大学附属岳阳中西医结合医院和海口市中医院的 10 多位专家为客人把脉、推拿、拔罐、针灸，进行中医养生调理，通过把脉、问诊、望诊，全面准确诊断客人身体的不适，通过一根根细细的银针减轻身体痛楚，火辣辣的隔姜灸、通督灸让客人感觉全身通畅。传统中医理疗让俄罗斯游客大呼美妙与神奇。海口市旅游委相关人员介绍，从 2017 年 7 月 11 日开通海口直飞莫斯科定期航线以来，这已经是到椰城的第四批俄罗斯游客。为提升服务质量，海口市专门为俄罗斯游客量身打造了 7 天到 21 天不等的旅游度假产品。此次针对俄罗斯客人开展的中医服务体验活动是直飞航线开通后的第一次尝试，也意味着海口引进上海优质中医医疗资源与当地中医院共同打造传统中医康养服务进入实质性合作阶段。今后在提升海口中医药医疗卫生服务水平的同时，还将高标准完成以中医治疗、养生、保健、食疗药膳等为主要内容的中医药康疗旅游项目，推动海口的中医药文化养生产业发展。上海中医药大学附属岳阳中西医结合医院将安排专家团队长期在海口观澜湖与海口市中医院坐诊，并将根据预诊情况提前增派专家团队。目前，双方在海口市中医院共建国际中医康养中心也已基本敲定时间议程等。海口将借助与"一带一路"沿线国家的直航优势，依托"旅游+中医康养"的创新模式，加大中医健康旅游宣传促销，继续创新旅游产品，进一步丰富旅游业态，把海口观澜湖乃至海口打造成为面向俄罗斯等"一带一路"沿线国家的国际中医康养中心，为海南国际旅游岛建设注入国际服务元素和新的活力。

借鉴成功的"请进来"经验，与马耳他的国际旅游合作不仅可以发挥中国旅游资源丰富的优势，更可以结合中医治疗、养生、保健、食疗药膳等为主要内容，形成"中国旅游+中医康养"的新模式，并借助马耳他将这样的新模式、新品牌拓展到欧洲乃至全球市场。

另外，在与马耳他的国际旅游合作中，与医疗养老、养生养老的结合或可为医疗旅游国际合作探路。马耳他是严重老龄化国家，人口的严重老龄化对医疗和养老影响巨大。除了对老年病的诊疗需求，老年康复、护理、保健等需求也很迫切。因此，凭借中国丰富的旅游资源和极具特色的中医医疗、养生文化还有丰富的劳动力资源，将中国旅游与中医医疗、康复、护理、养老、养生等领域紧密结合在一起，有很强的可实施性，有望形成"中国旅游+中医康养"的新模式，有着良好的发展应用前景。可以先从小型示范区开始建设，不断积累经验。当然在此过程中，少不了加强在中医药医疗、康复、养生、养老旅游等方面的科学研究和人才培养。

中马两国未来在旅游和医疗、康复、养生、养老产业结合领域的"走出去"与"请进来"有着广阔的合作前景，两者相辅相成、互相促进，这样的实践可以拓展传统医学发展领域，满足民众多元化的健康需求。

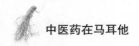

三、寻求中药产业在马耳他的进一步发展

虽然马耳他群岛地域狭小环境有限，但有丰富的生物多样性，有限的土地限制了大规模种植药用植物的可能，因此当地的药用植物产业仍然处于起始阶段。目前的重点有通过就地保护和迁地保护来延续植物品种，提高轮种作物的产量，运用新技术如微繁殖、在试管和植物体中分离二代代谢产物孕育下一代等来保护生存受到威胁的药用植物……此外，目前在马耳他药店里出售的自然商业产品主要从欧洲进口。

综合上述实际情况，中药产业在马耳他有进一步发展的可行性。

首先，中国的中药企业可以批量出口生药和成药到马耳他，尤其那些适合马耳他疾病谱的药材，以及适合民众养生保健的药茶、药膳包等。其次，两国的农业部、农业大学或相关学术机构可以合作研究马耳他典型的地中海式气候适合哪些中药的种植？如何加强产业化以满足今后日益增加的中草药治疗、保健的需求？最后，马耳他连接欧、亚、非三大洲的独特地理位置和天然港口的优势，能否作为中药贸易海外中转站，为中药产业走向海外助力？马耳他沟通了欧、亚、非三大洲的海运，其长达190多公里的海岸线拥有众多的天然良港，有"避风港"的美名。马耳他位于苏伊士运河通往直布罗陀海峡这条世界上最繁忙航线的最中点，拥有像首都瓦莱塔这样重要的国际中转港口，贸易潜力巨大。可以作为中药出口在海外的中转点，辐射欧亚非三大洲。

当然，中药产业在马耳他的顺利发展还有赖于以下几方面的合力：（1）马耳他患者对中医治疗知晓度、认可度、关注度的提高。（2）当地的中医从业人员（如针灸师等）具备良好的中医功底，能正确开展中药服务。（3）中医药出口产品的规范化。如改进外包装，增加关于适用病症和注意事项的英语标注，完善生产批号、出厂日期、药效期等信息。（4）与当地医疗、科研机构联合开展从临床到机理等多角度的中医药研究。（5）加强对中药产品不良反应的有效监管，以及对因误用、滥用中药产品而产生危害健康的问题进行及时澄清，这也是中药产品在欧美发展中习得的经验教训。（6）逐步形成有严格标准、有市场竞争力的中药品牌。这点需要向已经领先、占得很大部分市场份额的日本不断学习。

四、文化中心助力"民心相通"

马耳他中国文化中心以文化为纽带，连通中马两国间的友谊、交流与合作。2003年9月，马耳他中国文化中心在首都瓦莱塔落成启用，这是中方在欧洲成立的首个中国文化中心。中心坐落于瓦莱塔市中心一座6层的百年古建筑之内，拥有图书馆、艺术展厅、多功能厅、语音教室、舞蹈训练室等设施，可以进行图书查阅、信息服务、中小型艺术展演、影视放映、会议、语言和文化教学等文化活动。中心组织的一年一度的"马耳他世界太极日"吸引了众多马耳他人和外国游客的目

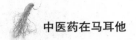

光。2008年，"中国秦始皇兵马俑展"在马耳他举行，为期近半年，参观总人数占马耳他全国人口的近1/5。

时至今日，中国文化已成为马耳他多元文化中不可忽视的亮色，中国文化中心也成为中马两国文化交往乃至多国文化交流的重要平台。

中医是中华文化传承的重要载体，作为中医在马耳他宣传的坚实平台，中国文化中心十分重视与当地各界中医机构的合作，使中医在马耳他流行更加广泛，让民众对中医乃至中医药文化有了更进一步的认识。

参考文献

［1］傅勤慧，李艺，裴建，等.马耳他针灸发展现状［J］.
中国针灸，2018（5）：529-532.

［2］宋欣阳，李绵绵.中医药参与海合会国家卫生治理的现
状与前景［J］.阿拉伯世界研究，2017（5）：58-73.

［3］VENTURA S C. Traditional Maltese medicine［J］.
Chinese Medical Culture, 2016（2）：50-57.

［4］VENTURA S C. Contemporary medicine in Malta (1798—
1979)［M］. Gwann: Publishers Enterprises Group Ltd,
2004: 471-479.

［5］王金汉.针灸在美沙酮替代递减戒断疗法中的运用［J］.
针灸临床杂志，2003，19（2）：22.

［6］陈理.针灸加美沙酮治疗海洛因戒断症状34例临床观察
［J］.江苏中医药，2005，26（9）：32-33.

［7］MICALLEF B, ATTARD E, INGLOTT S A, et al. Could
EU herbal monographs contribute to Malta's treatment
armamentarium?［J］. Phytomedicine, 2015, 22(3): 400-
405.

［8］杨阿莉.构筑入境旅游新高地"十三五"中国医疗旅游

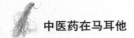

发展思考〔J〕.旅游学刊.2015（4）：8-9.

〔9〕 海外医疗旅游开始走向大众市场〔J〕.旅游世界，2016（8）：60-61.

〔10〕 VENTURA S C, SAWYER R T, SCHEMBRI P J. The medicinal use of leeches in Malta〔J〕. Malta Med J, 2002, 14(1): 48-52.

〔11〕 邦移.2017年中国人出境花了2.3万亿，你贡献了多少?〔EB/OL〕.(2018-01-04)〔2018-09-24〕.https://www.sohu.com/a/214626233_100085799.

附录　上海中医药大学赴马耳他教学教师感想

附录收集了上海中医药大学和附属龙华医院的教师、医生们为马耳他"中医和中国文化"硕士课程授课，以及在马耳他大学中医中心工作中的经历与感想，从中能感受到他们对中医事业的无比热爱与全情投入，并且对"中医走出去"有自己的创见。

下表是授课教师和医生一览。

课　　程	2015—2016学年授课教师	2016—2017学年授课教师
中医基础理论	曲丽芳	
中医诊断学	付晶晶	
经络腧穴学	郭梦虎	程　珂
刺法灸法学	傅勤慧	王　凡
针灸治疗学	李　艺	夏　勇
实验针灸学	汪丽娜	刘　胜

年　　度	上海中医药大学附属龙华医院驻马耳他大学中医中心医生
2015—2016	傅勤慧、王志超
2016—2017	王　骁、张　琰

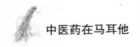

马耳他针灸教学体会

上海中医药大学针灸推拿学院副教授、硕士生导师　李　艺

作为上海中医药大学与马耳他大学联合培养的"中医和中国文化"硕士课程授课的首发师资，我感到既兴奋又紧张。兴奋的是该硕士项目是我校目前已实施的高层次中医（针灸）国际教育合作项目，且合作的对象是国际知名综合性大学，在上海中医药大学的对外教育合作项目中有特殊的地位，能作为首发师资前往马耳他进行教学自然倍感兴奋与自豪。当然，也正因为是首次，又是全英语授课，感觉肩上的重担不小。为此，在赴马耳他教学之前我和同事们一起做了相当多的准备，仅集体备课就不下十次。

当正式面对学生的时候，因为准备充分，加之学生对我们这些从中国来的中医教师都尊敬有加，师生间互动热烈，学习氛围很好，最终圆满地完成了"针灸治疗学"的教学任务。在马耳他教学的过程中，我有了如下的体会与收获：

首先，在海外教中医，不仅要用中医的语言，更要用世界的语言。中医的概念往往抽象较难理解，对于西方讲求实证的思维方法而言，看不到的经络、气血、阴阳等就显得更加难理解了，为此就需要运用比喻、联想、类比等方法将相关概念、理论等形象化、具体化，使其便于理解。如将人体的经络系统比喻成自然界的水系统，学生就容易理解经络运行不畅的病理状态和多种致病病因了。同时，在授课时适当地引入"循

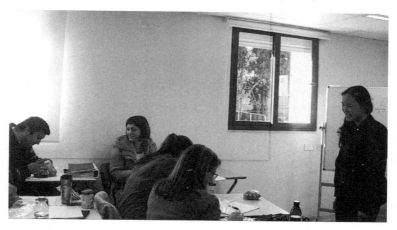

轻松活跃的课堂教学

证医学"理念，包括最新发表的学术期刊论文、临床疾病指南，对于马耳他这样有医学相关背景的学生而言就显得尤为重要。

其次，在海外教中医，多元化的教学方法能让课堂"活"起来，提高教学效率。国外学生的课堂比国内活跃得多，单纯授课的形式用于学术讲座尚可，但活跃、互动的课堂是学生喜爱的、易于接受的，也更是高效的。这就要求教师能结合授课内容，灵活地、恰如其分地运用不止一种的教学方法来提高教学效率。在马耳他我发挥学生特长，教学相长。例如在讲针灸治疗腰背痛时，我邀请从事物理治疗师工作的学生为大家讲解腰背部解剖、腰背痛常见病因及运动、生活指导等，学生讲得用心、下面听得认真，于我也是再学习，无论是专业知识还是英语表达，真可谓"一举多得"。在马耳他我大量运用案例式

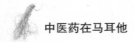

教学，融针灸治疗的理法方穴术为一体，以加强学生中医诊疗思维。在马耳他我们边讲边练，一半课时讲课，另一半课时实训，更提出了"acupuncturists treat themselves"的理念，学生在课堂内外互为医患，从中医诊断开始到针灸治疗方案的制定和实施、疗效评价的全过程全部由学生主导完成，教师从旁指导给予建议。

最后，对于考核要注重形成性评价、理论与实践兼顾。课程的考核由三部分构成：第一部分是病例报告，即要求学生将临床诊治的一个病例完整地报告出来，教师不仅评估中医诊疗思维的准确性，也关注学生对于病例的分析过程、疗效评价、健康指导，以及后续治疗意见的全方位把握。第二部分是实践考核，重点关注学生的针灸操作技能，从消毒、取穴、针刺、手法直至出针全过程的规范性、准确性和熟练程度，同时

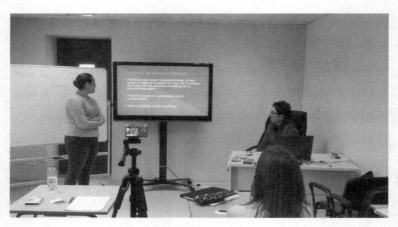

学生在进行病例报告

从旁观察操作者与被操作者（模拟医患）之间的沟通能力、人文关怀等细节。第三部分是理论考核，以书面答题的形式考查学生对于疾病针灸治疗的掌握情况，较之前面两部分，可以说此部分更多关注的是"面"即知识点的涵盖。

经过这样的教学，学生能充分地将先期所学中医基础理论、中医诊断和经络腧穴、刺法灸法的知识和技能应用在病症的针灸诊疗全过程，学生表示收获很大。在考核中也取得了平均92分的好成绩。

对于我而言，我不仅收获了海外全英语授课的宝贵经验，还与学生结下了深厚的师生友谊。归国前，学生送了马耳他特色的手工玻璃烛台给我当纪念品，还贴心地告诉我之所以选择蓝色款是因为发现我上课特别爱穿蓝色系的服装。学生真是太可爱了！

中医的学习与实践永无止境，衷心祝愿马耳他的中医学子们能继承和发扬中医，造福一方百姓，为人类健康贡献自己的力量、中医的力量！

我在马耳他教中医

上海中医药大学附属龙华医院副主任医生　王　骁

马耳他首都瓦莱塔，一座天主教堂内乐声激昂、人头攒动。我们一行教职员工身着长袍，在众人围观的目光中，浩浩荡荡穿街越巷、步入教堂。这里即将举行难忘的毕业典礼。由

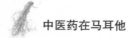

上海中医药大学、马耳他大学联合培养的首届"中医和中国文化"硕士毕业生亦在其中。我撸起长袍、掏出手机，迫不及待地用镜头记录下这些充满朝气的脸庞。为了这一历史性时刻，不计其数的人默默耕耘，挥汗如雨。

崭新的篇章已然开启。于我，一位在马耳他大学中医中心工作的普通医生来说，太阳每天照常升起：临床、教学、科研和学习，与在上海时并没两样，不同的是工作地点和面对的人群。

自从为马耳他大学医学院护理专业学生讲完那堂"真相还是神话——发现中医之旅"之后，便陆续接到了不少个人讲座邀请，听众各异。

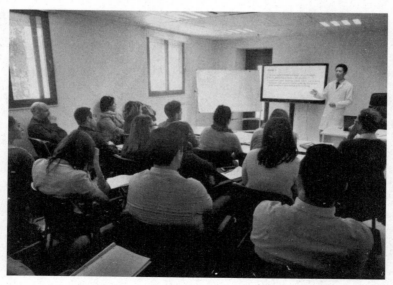

"真相还是神话——发现中医之旅"讲座现场

在马耳他这样一个英联邦国家，听众们感兴趣的，是我背后那座囊括了五千年智慧、拥有奇珍异宝无数的医学宝藏。记得有一次，给营养师讲中医养生，学员们一边品茶，一边轻松愉悦地听我分享"春季私房养生菜单"。马耳他没有中药房，直接获取药材制作药膳并不容易，但从超市和菜场能买到食材，依然会有惊喜。

学员们很快就记住了：用春天盛产的薄荷搭配洋甘菊制作茶饮，可轻松对抗风热感冒；罗勒搭配生姜，则是治疗风寒感冒的法宝；当季的春韭最是鲜嫩，用它炒鸡蛋，美味可口，补肾养血，能吃出好气色，好精神；用迷迭香搭配新鲜白芦笋，不仅鲜甜清爽、独具风味，还能化痰止咳、利水消肿、健脾安神……

有位细心的学员问："王老师，为什么推荐菜谱里几乎都用橄榄油，而不是亚洲特色的芝麻油呢？"我笑答："因地制宜啊，用地中海地区盛产的橄榄油烹制菜肴，美味营养，芝麻油的香味物质易在高温下散失，通常不作为烹调用油，多用于菜肴制作完成前增添风味的点缀。"

给马耳他本地家庭医生做的讲座也令我印象深刻。这些医生基础扎实，有临床经验基础，课堂气氛非常活跃，问起问题来，那更是专业：如何用中医药治疗红斑狼疮，如何延缓肾脏损害，针灸治疗的不良反应有哪些？……他们不仅想知道中医药治疗疾病的研究进展，还十分关注研究设计的合理性、数据的可靠性，以及得出结论的依据。最有意思的是，一位患有慢性鼻炎的医生在讲座结束后，体验了15分钟针刺和艾灸治疗。

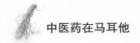

针入合谷穴，鼻塞即刻减轻，治疗还没结束，呼吸已倍觉畅快舒适。

现场体验环节，最受学员欢迎。这不仅能让他们直观地了解中医的诊疗过程、器械用具，还能亲身体验疗效的神奇。一位曾因运动损伤饱受膝关节疼痛困扰达数年之久的学员，自告奋勇做了"教学模特"。我用了三根针灸针、一支现场手搓的艾条，待艾尽针除，关节痛竟减轻了大半，学员直呼不可思议。有什么比亲身经历的鲜活实例更具说服力呢？学员终于明白："原来中医不仅拥有神秘久远的历史和灿烂丰富的文化，更是能解决病痛、捍卫健康的有力武器，对于一些疾病有着立竿见影的疗效。"

一石激起千层浪，讲座邀请纷至沓来，兄弟学院也抛来橄榄枝。我与马耳他大学生物系合作设计了面向全校的全新公开课程"药用本草植物"，与圣母医院康复科合作开设面向理疗师的培训课程"中医针灸"。

一说到教学，就绕不开患者。国内患者数量庞大，一上午看50至60位患者已是常态，如此忙碌状态下，医生几乎无暇开展患者教育。在欧洲则不同，医生工作节奏明显放缓，相对从容的环境下，我不仅能提供常规的针灸治疗，还可根据每位患者具体情况，给出中医起居、康复锻炼和饮食建议处方，并教会他们逐一落实。

就地取材，从"药食同源"的食材着手，不少马耳他人对这一中医知识极感兴趣。我教患者制作山药莲子牛肉汤，鲜美的汤品完全没有药味，却能有效改善慢性腹泻和哮喘；百合银耳红枣汤，清甜滋润，缓解了烦渴、平复了舌面干涩的裂纹、舌痛也消失了。一位规律接受针灸治疗的慢性病患者，因饮食不慎，大便干结、痔疮发作，我教他以数片新鲜无花果叶煎水熏洗患处，配合饮用无花果蜂蜜茶，大便很快畅通，疼痛和便血随之停止……马耳他人

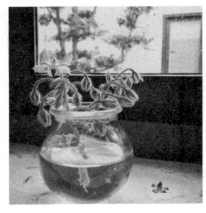

患者送来亲赴野外采摘的开花琉璃苣

都惊喜："中国人真有智慧！如此简便的方法，竟能迅速解决困扰已久的疾病。"

一位从中受益的患者，热心地与我分享了一些当地家庭祖辈相传的植物药使用经验。他还在复诊时特地送来亲赴野外采摘的开花琉璃苣，告诉我不少妈妈会用它治疗孩子的感冒发热，鼓励我好好研究下去。

当获悉我研习马耳他群岛药用植物的消息后，马耳他大学植物园园长约瑟夫·布哈贾尔教授热心地为我推荐了参考书目；来自中国江苏援马医疗队的徐医生也将其珍藏的马耳他野生植物书籍割爱相赠；中心的学生纷纷为我提供野外植物观察路线和各色植物园地址……

其实，历史上曾有不计其数的植物和香料通过古丝绸之路传入我国，又在无数先贤的研究下成为济世良药。如今，中医药作为我国传统文化和健康的使者，沿着祖先们曾走过的路

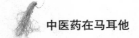

走出国门，为更多的人送去生命的呵护和康复的希望。身为中医人，我亦感到自己是何等幸运，传承先辈的宝贵财富，更在异国他乡将中医精髓发扬光大。

我在马耳他教中医，看归鸟落霞，听浪卷狂沙。